Мария Трэбэн • Здоровье из аптеки, дарованной нам Господом Богом

Мария Требэн

Здоровье из аптеки, дарованной нам Господом Богом

Советы и опыт лечения травами

ИЗДАТЕЛЬСТВО ЭННСТАЛЕР ШТАЙР

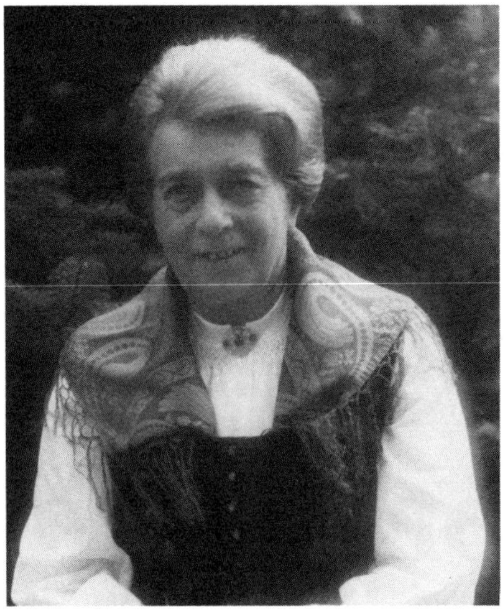

MARIA TREBEN (1907–1991)

Maria Treben
Gesundheit aus der Apotheke Gottes
Ratschläge und Erfahrungen mit Heilkräutern

Перевод с немецкого
Кандидата филологических наук
И.А.Крупенниковой.

Трэбэн Мария
Здоровье из аптеки, дарованной нам Господом Богом: Советы и опыт лечения травами.
Пер. с нем. — М.: »Славянский диалог«, 1994
ISBN 978-3-85068-574-0
7-ое издание 2020

Художественное оформление книги: Обложка, цветные иллюстрации и рисунки Дипломированный художник Роберт Шёллер; г. Вена.
Цветное изображение шалфея, страница XI в приложении Художница Марлен Гемке-Пассет; г. Диссен-ам-Аммерзее

В книге народной целительницы из Австрии Марии Трэбэн »Здоровье из аптеки, дарованной нам Господом Богом« говорится о том, как не только поддерживать здоровье с помощью лекарственных растений, но и как можно вылечиться от многих заболеваний. Ведь люди столетиями в случае болезни обращались к целительной силе природы. Автор дает в ряде случаев подробнейшие рекомендации по использованию лечебного чая из трав, настоев и настоек, аппликаций, компрессов и ванн; рассказывает, как их можно сочетать для повышения эффективности лечения, сохранения здоровья и достижения активного долголетия. Книга рассчитана на широкие круги читателей.

Важное указание:
Следовать приведенным в этой книге советам и рекомендациям необходимо только по личному усмотрению самого читателя. Ни авторы, ни издательство, ни консультанты, ни книготорговые организации и прочие лица, связанные с выпуском и распространением книги, не несут ответственности за возможные последствия, которые вытекают или которые могли бы вытекать из информации, как непосредственно, так и опосредованно представленной в этой книге. В любом случае постарайтесь обращаться к врачу.

Предисловие

»Господь создал из земли врачества, и благоразумный человек не будет пренебрегать ими.«
Книга Премудрости Иисуса, сына Сирахова. Сир. 38:4

Несмотря на многочисленные нападки и на меня, и на мои рекомендации в книге »Здоровье из аптеки, дарованной нам Господом Богом«, теплые письма ко мне здоровых и больных, врачей и народных целителей, как из нашей страны, так и из-за рубежа, побудили меня снова взяться за перо и поделиться с людьми знаниями и опытом лечения травами, чтобы исправить и дополнить новыми сведениями вышеупомянутую книгу.

Сегодня, когда большинство людей продолжают отдаляться от натурального, естественного образа жизни, когда их начинают преследовать страшные болезни – результат неправильного отношения к жизни, мы должны вновь обратиться к целебным травам, которыми по доброте своей нас одаряет Господь Бог с незапамятных времен. Пастор Кнайпп в своих книгах пишет о том, что »от каждой болезни есть своя травка«. Так что каждый может помочь себе сам, если он верно и в правильно выбранное время научиться собирать травы из »аптеки Господа«. Каждый может помочь себе сам, если постоянно или только в период лечения станет употреблять чай на этих травах, применять экстракты из них для растираний и аппликаций, припарок и компрессов, а также использовать их в виде соответствующих добавок во время приема ванны и так далее. Если вы хотите лечиться травами, то начинать надо с растений, очищающих кровь, таких, как черемша, крапива, вероника, одуванчик и подорожник. Такое лечение, проводимое в соответствии с рекомендациями, абсолютно безвредно. Если же лечение почти не дает улучшения, то, вероятно, существуют какие-то геопатологические нарушения в доме или на работе. Тогда стоит прибегнуть к помощи »лозоходца«, чтобы найти места излучений и избавиться от них.

При серьезном недомогании, температуре и явных симптомах болезни нужно обязательно обследоваться у врача для своевременной постановки диагноза и прохождения возможного курса лечения. Само собой разумеется, что при тяжелых заболеваниях и в процессе заболевания пациент должен находиться под наблюдением хорошего врача.

Натуропатия привлекает постепенно все больший интерес официальной медицины и учреждений, занимающихся подготовкой будущих врачей. Об этом свидетельствует 25-й Международный конгресс по вопросам повышения квалификации, который проводили Германская и Австрийская палаты врачей в марте 1980 года в городе Бадгастайн (земля Зальцбург). Один из 1500 участников конгресса, доктор Карл Алькен, профессор университета земли Саар (ФРГ), следующим образом обосновывал все более активное обращение нашей государственной медицины к целительным силам природы: »После второй мировой войны врачи были практически бессильны перед такими тяжелыми болезнями, как туберкулез и почечная недостаточность. Затем наступила эра антибиотиков, и сегодня нам приходится бороться с негативными последствиями применения - иногда чрезмерного, а порой и неправильного - этой »панацеи«. Кроме того, на человека обрушивается все возрастающая лавина грибковых заболеваний, вызванных нарушениями биологического равновесия, изменениями в экологической среде, и происходящих вследствие применения большого количества медикаментов«.

Я уже много лет внимательно слежу за медицинскими конгрессами и заседаниями (сессиями), освещаемыми в прессе. Многие врачи, особенно остро осознающие свою ответственность за здоровье людей, предостерегают от злоупотребления таблетками. Особое внимание обращается на то, сколь опасными могут быть обезболивающие средства. Многие принимают их бесконтрольно, в результате чего возникают серьезные поражения отдельных органов. Например, таблетки, понижающие давление, при длительном употреблении могут вызвать у женщин рак груди. Это независимо друг от друга установили группы исследователей, работающие в Бостоне, Бристоле и Хельсинки.

И вот я решила открыть доступ к целебной силе и лечебному воздействию полезных растений, а также к опыту лечения ими за последние два с половиной года, прошедших после выхода в свет книги »Здоровье из аптеки, дарованной нам Господом Богом«, чтобы помочь людям вернуть здоровье. Достоин уважения человек, который благодаря силе собственной воли и силе, божественной силе наших трав выбирается из совершенно безнадежного хронического заболевания. Возвращение здоровья, ответственность перед самим собой, поднимает человеческое достоинство настолько, что уже одно это наполовину выводит его из безысходного положения тяжелого хронического больного и внушает веру в свои силы.

Меня постоянно спрашивают, откуда я знаю травы. Мне трудно дать точный ответ на этот вопрос. Ребенком я проводила каникулы в семье старшего лесничего. В лесу я наблюдала взаимосвязи, существующие в природе. И уже тогда, ребенком, я могла назвать многие травы, хотя их лечебные свойства меня в то время не интересовали. Моя мать, восторженная поклонница учения доктора Кнайппа, старалась не лечить нас »химией«.

Будучи уже девушкой, я пережила два ярких события. Одна 40-летняя вдова, мать троих детей, заболела лейкемией и была выписана из больницы как безнадежная больная. Врачи сказали, что она проживет всего три дня. Сестра больной, озабоченная судьбой троих детей, повезла ее мочу к одной травнице, живущей недалеко от Карлсбада. Целительница была поражена, что меры по спасению сестры стали приниматься с таким опозданием, но, тем не менее, дала травы, которые помогли умирающей. Клиническое обследование, проведенное через 10 дней, не обнаружило и следа лейкемии.

Аналогичный случай в то же самое время произошел и с одной 38-летней матерью четверых детей. В данном случае тоже речь шла о лейкемии, и врачи не оставили человеку никакой надежды. Эта женщина тоже обратилась к травнице и получила совет и травы. Она готовила каждый день несколько кувшинов чая из этих трав. Больная в течение дня по многу раз отпивала из них по большому глотку целебной настойки. »Если даже не поможет, то вреда-то уж во всяком случае, не принесет«, – думала она. При обследовании через 10 дней не было обнаружено никаких следов лейкемии!

Эти примеры свидетельствуют о том, насколько важно при заболеваниях, которые считаются якобы неизлечимыми, принимать большое количество чая из трав в течение дня. Уже с тех самых пор мне стало ясно, что травы могут оказать помощь даже при злокачественных болезнях.

На Сретенье 1961 года умерла моя добрая мама. С тех пор меня не оставляло чувство, что я должна проникнуть в тайну лекарственных трав. Накапливался опыт, и постепенно я все увереннее стала проникать в тайны целебных трав из аптеки, дарованной Богом. У меня было такое чувство, что мной руководит высшая сила, и в первую очередь Матерь Божья, великая помощница всех болящих, которая и указывает мне путь. Доверие к НЕЙ, почитание и моление перед старинным чудесным изображением Девы Марии, которое попало ко мне при довольно странных обстоятельствах, да так и осталось, всегда помогали мне в дни сомнений.

Итак, я стремлюсь не только указать людям на травы и на их силу, но и прежде всего на всемогущество Создателя, в чьих руках наша жизнь, которую он определяет. У НЕГО ищем мы утешения, в ЕГО аптеке смиренно и благоговейно ищем мы помощи при тяжелой болезни. Это ОН руководит нами и одаряет нас, направляет нашу жизнь по своей воле. В заключение мне хочется еще раз подчеркнуть, что я всемерно старалась, пополняя свой опыт, рассказать о нем в доработанной книге, чтобы этот опыт пригодился, чтобы им пользовались во благо.

Новую редакцию книги мне хочется сопроводить одной просьбой. Не звоните мне и не пишите мне писем. Поскольку я не занимаюсь целительской практикой, я соответственно и не провожу приемов. Подробный предметный указатель поможет вам правильно ориентироваться и найти верный путь, выбрав правильно травы. Кроме того, мне хотелось бы напомнить вам о книге »Успехи Марии Трэбэн в лечении травами« (письма и сообщения об успешном лечении), вышедшей в том же издательстве.

И еще: я не высылаю травы и не принимаю заказы на них.

Грискирхен, май 1980 Мария Трэбэн

Содержание

Предисловие . . . 5

Общие сведения . . . 9
О правильном сборе, хранении и приготовлении трав . . . 9
Способы приготовления . . . 10

Лечебные травы из аптеки, дарованной Богом . . . 13
Аир . . . 13
Белокопытник . . . 16
Вероника . . . 17
Зверобой . . . 19
Золотарник . . . 21
Календула . . . 23
Кипрей мелкоцветковый . . 26
Кислица . . . 29
Крапива двудомная . . . 30
Кукуруза . . . 34
Манжетка . . . 35
Мать-и-мачеха . . . 37
Одуванчик . . . 39
Окопник . . . 41
Омела . . . 43
Орех грецкий . . . 46
Пастушья сумка . . . 47
Плаун . . . 50
Подмаренник . . . 52
Подорожник ланцетовидный . . . 56
Примула . . . 59
Просвирник (мальва) . . . 61
Репяшок . . . 63
Ромашка . . . 65
Тысячелистник . . . 67
Хвощ полевой . . . 69
Чабрецполевой и песчаный . . . 73
Черемша . . . 75
Чистотел . . . 77
Шалфей . . . 80
Яснотка желтая . . . 82
Шведский горький бальзам . . . 83
Вино для сердца . . . 95
Чайный сбор для всей семьи . . . 96

Советы при разных заболеваниях . . . 97
Артроз, артрит, коксартроз . . . 97
Атрофия мышц . . . 98
Болезни ушей из-за охлаждения . . . 98
Воспаление и нагноение почек (нефрит) . . . 98
Воспаление ногтевого ложа – ломкие ногти или ногти с дефектами . . . 98
Выкидыши . . . 98
Выпадение матки . . . 99
Глисты . . . 99
Гемангиома . . . 99
Гемофилия . . . 100
Дрожательный паралич (болезнь Паркинсона) . . . 100
Запах изо рта и обложенный язык . . . 100
Запоры . . . 101
Зоб . . . 101
Икота . . . 102
Камни в желчном пузыре . . . 102
Катаракта и глаукома . . . 102
Менструальные кровотечения . . . 103
Нарушения кровообращения . . . 104
Невралгические боли лица . . . 104
»Неизлечимый« чешуйчатый лишай (псориаз) . . . 105
Неуспеваемость (у детей) . . . 107
Ночной пот . . . 108
Опоясывающий лишай (герпес зостер) . . . 108

Остеомиелит (народное название – костоеда) . . . 108
Отсутствие аппетита у детей . . . 109
Отеки из-за скопления жидкости в тканях . . . 109
Панариций . . . 109
Паралич (предупреждение болезни) . . . 109
Паралич (после удара, если уже есть явления парализации) . . . 110
Пародонтоз и шатающиеся зубы . . . 111
Послеампутационные боли (фантомные боли культи) . . . 111
Почки. Песок в мочевом пузыре, камни в почках . . . 111
Прекрасные волосы . . . 112
Раздражение слепой кишки (аппендикса) . . . 112
Рассеянный склероз . . . 112
Сахарная болезнь (диабет) . . . 114
Свищи . . . 116
Сенная лихорадка (аллергия) . . . 116
Слабый мочевой пузырь . . . 116
Слезотечение . . . 117
Сон, беспокойный (у детей) . . . 117
Травмы позвоночника . . . 117
Тремор (дрожание рук и ног) . . . 117
Угри . . . 118
Фимоз . . . 118
Эмфизема легких . . . 118
Эризипелоид, рожа, рожистое воспаление . . . 119

Советы при злокачественных заболеваниях: . . . 121
Гинекологические заболевания (яичники и матка) . . . 121
Заболевания гортани . . . 121
Заболевания желудка . . . 122
Заболевания кишечника . . . 122
Заболевания кожи . . . 124
Заболевания костей . . . 124
Заболевания легких . . . 125
Заболевания лимфатических желез . . . 125
Заболевания молочной железы . . . 126
Заболевания поджелудочной железы . . . 126
Заболевания почек . . . 127
Заболевания щитовидной железы . . . 127
Заболевания языка . . . 127
Заболевания яичек . . . 127
Лейкемия . . . 128
Опухоли . . . 128
Цирроз печени и другие заболевания печени . . . 131

Важное указание . . . 132
Квашение . . . 132
Цветные иллюстрации . . . I-XV
Алфавитный указатель . . . 149

Общие сведения

О правильном сборе, хранении и приготовлении трав

Сбор

Чтобы собирать травы, их надо знать. Эти знания помогают делать правильный выбор при выборе трав: нужное время, нужное место, нужное растение.

Опыт показывает, что наилучшие результаты в лечении дают свежесобранные травы, особенно необходимые при тяжелых заболеваниях. Травы можно собирать с самой ранней весны, нередко даже с февраля, и вплоть до ноября. Некоторые можно даже откапывать из-под снега, если вы приметили, где они растут (например, чистотел).

Травы нужно запасать на зиму. Для этого их надо успеть собрать в период их наибольшей эффективности.

для ЦВЕТКОВ – это начало цветения
для ЛИСТЬЕВ – до и во время цветения
КОРНЕВИЩА следует выкапывать весной или осенью
ПЛОДЫ собирайте в период их зрелости

При этом следует обратить особенное внимание на то, чтобы собирать только здоровые, чистые растения, без насекомых! Травы следует собирать в солнечные дни, когда они сухие.

Не нужно собирать травы на полях и лугах с химическими удобрениями, на берегах зараженных, загрязненных водоемов, вдоль железных дорог и вблизи шоссе и дорог с активным движением, а также вокруг промышленных объектов.

Берегите природу! (Не рвите растения с корнем, не причиняйте вреда!) Многие растения находятся под защитой – их собирать нельзя. Существует много растений с аналогичными свойствами, которые собирать можно (например, аврикула - примула).

Цветки и листья при сборе не сдавливать, полиэтиленовые пакеты не применять. В них травы начинают »потеть« и позднее, при высушивании, чернеют.

Сушка

Травы перед сушкой не моют, но измельчают. Все собранное раскладывают на полотенцах так, чтобы не было тесно, и сушат в тени, в хорошо проветриваемых теплых помещениях (на чердаках) как можно быстрее. Корневища, кору и прочие части растений часто сушат с применением искусственного тепла. При этом температура не должна превышать 35°. Корневища, которые предварительно хорошо промывают, омелу и иван-чай хорошо перед сушкой нарезать.

Зимой можно хранить только очень хорошо просушенные (до ломкости) травы. Лучше всего для этого подходят стеклянные банки и закрывающиеся картонные коробки. Емкостей из синтетики и металла следует избегать. Травы необходимо беречь от света (применять цветные банки, лучше зеленые).

Запасы делайте только на одну зиму! Травы теряют со временем свою целебную силу. Каждый год одаряет нас новыми травами.

Как готовить травы?

Приготовление чая

Настой (заварка): свежие травы измельчают и кладут в стеклянную или любую иную, не металлическую посуду. Воду доводят до кипения и заваривают ею травы. Свежие травы настаивают недолго (полминуты достаточно!). Чай должен быть светлым: светло-желтым или светло-зеленым. Сухие травы настаивают несколько дольше (до двух минут). Чай, приготовленный таким способом, значительно полезнее и к тому же красивее на вид.

Корневища заливают холодной водой, дают закипеть и настаивают три минуты. Дозу чая, которую надо принять в течение дня, наливают в термос и периодически пьют по глоточку. Как правило, берут 1 чайную ложку травы с верхом на 1/4 литра воды (=1 чашка), возможно и иное количество в зависимости от травы.

Холодное экстрагирование: Многие травы готовят без горячей воды (просвирник, омелу), так как при высокой температуре они теряют свои целебные свойства. Чай из этих трав получают путем холодного экстрагирования. Их настаивают в течение 8-12 часов в холодной воде (чаще на ночь), затем немного подогревают (до приемлемой для питья температуры!) и хранят суточное количество чая в термосе, который предварительно ополаскивают горячей водой.

Однако наилучший способ приготовления целебного чая – это смесь чая, приготовленного холодным способом, с настоем (заваркой); травы при этом настаивают в течение ночи в холодной воде (половина нормы воды), и утром процеживают. Осадок (то, что осталось в дуршлаге), заваривают второй половиной воды (кипящей) и снова процеживают. Затем все смешивается. При таком приготовлении можно экстрагировать вещества, которые могут растворяться или только в холодной или только в горячей воде.

Эссенции

Эссенции – это те же настойки, которые получают с помощью высокопроцентных (38-40°) алкогольных продуктов. Бутылка заполняется до горловины травой и заливается алкогольным продуктом, плотно закрывается пробкой и хранится в теплом месте (20°) 14 дней или дольше, ее нужно часто встряхивать, затем хорошо процедить и отжать траву. Эссенции используются внутрь (несколько капель), например в чае, наружно как растирания и в компрессах.

Свежий сок

Свежие соки трав принимают по нескольку капель внутрь или используют наружно - обрабатывают больные места на теле. Их получают домашним способом с помощью соковыжималки, которая их и измельчает, и отжимает. Соки нужно готовить ежедневно. Если же их хранить в маленьких, плотно закрытых бутылках, то они могут храниться несколько месяцев.

Кашица из трав

Стебли и листья хорошо раздавить скалкой, приготовить кашицу, нанести на полотняную тряпочку и наложить на больное место, завязать теплым платком и держать в тепле. Такой компресс можно оставить на ночь.

Припарки с травами

Воду в кастрюле довести до кипения, на кастрюлю (над кипящей водой) положить дуршлаг или ситечко со свежей или сушеной травой, после чего накрыть крышкой. Через некоторое время распаренную траву кладут на неплотную ткань и привязывают к больному месту. Затем с целью сохранения тепла накрывают теплым шерстяным платком и фиксируют. Не должно возникать никакого ощущения холода. Очень эффективны согревающие компрессы с полевым хвощом. Такие компрессы ставят на два часа или на всю ночь.

Приготовление мазей и масел

Измельчить четыре полные горсти трав. Растопить 500 г свиного жира (как если бы вы собирались жарить шницель). Потом следует положить в этот горячий жир траву; помешивая, немного обжарить; снять с огня, накрыть крышкой и оставить так на ночь. На следующий день все это немного подогреть, отфильтровать через льняную ткань и разлить еще теплую мазь по баночкам.

Приготовление »**масла**« идет следующим образом: бутылку заполняют до горловины цветками или травами и заливают оливковым маслом, полученным холодным способом, так, чтобы масло было выше на два пальца над травой. Оставить на 14 дней на солнце или возле теплой плиты.

Ванны с травами

Полная ванна: Травы заливают на ночь холодной водой. Для этого необходимо полное ведро свежих трав (на 6-8 л) или 200 г сухих трав. На следующий день все это подогревают и выливают полученный настой в ванну с водой. Принимают ванну в течение 20 минут. Грудь должна быть над водой (во избежание нагрузки на сердце). После ванны не надо вытираться, надо просто завернуться в банное полотенце или халат и прогреться в постели в течение одного часа.

Сидячая ванна: Для сидячей ванны нужно взять полведра свежих трав или около 100 г сухих трав. Все остальное применять также как и для полной ванны. Часть тела, где находятся почки, должна быть под водой. Обратите внимание на указания, относящиеся к травам в соответствующих разделах.

Оставшуюся после ванн воду можно подогревать и использовать еще 2 раза (для обоих типов ванн).

Компресс из шведских трав (шведского горького бальзама)

В зависимости от того, куда вы ставите компресс, берут или немного ваты, или неплотную ткань, смачивают бальзамом и накладывают на больное место, которое обязательно предварительно смазывают свиным салом или мазью »календула«, чтобы спирт не обезжирил кожу. Сверху можно заклеить кусочком пластыря большего размера, чтобы не испачкать белье, затем следует перевязать или теплым платком, или в случае необходимости – забинтовать. В зависимости от заболевания и переносимости компресс оставляют на два-четыре часа, а иногда и на всю ночь. Если пациент хорошо переносит компресс, то его можно оставить и на ночь. После компресса кожу надо немного припудрить. В случае плохой переносимости (появление раздражения на коже) такие компрессы можно держать не так долго или на некоторое время вообще воздержаться от них. Аллергики не должны пользоваться пластырем, а сразу завязывать платком. Перед тем как поставить компресс, не забудьте смазать кожу жиром. При появлении зуда, кожу следует смазывать мазью »календула«.

С таким компрессом не обязательно лежать, при хорошо наложенной перевязке можно выполнять любую работу по дому или просто сидеть.

Лечебные травы из аптеки, дарованной Богом

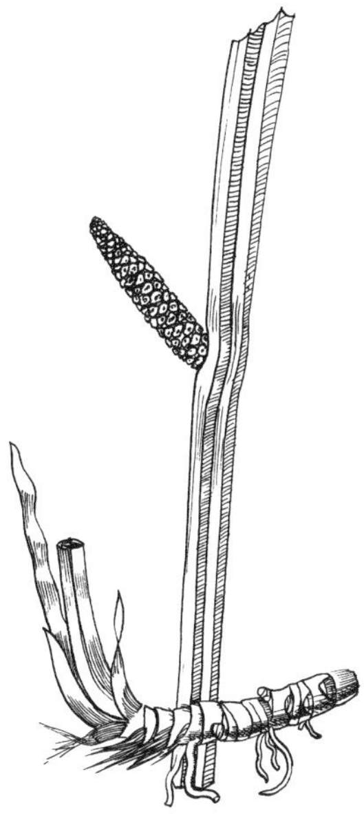

Аир

Acorus calamus

Это растение любит воду, оно встречается чаще всего в прудах, озерах, небольших водоемах, у берегов стоячих вод. Его корневище лежит горизонтально, как бы выползая из прибрежной тины; из него растут мечевидные длинные, высотой до одного метра, листья. На плоском, как бы граненом стебле посредине находится конусовидное соцветие - »початок« с множеством желтовато-зеленых цветочков. Корни толщиной с большой палец достигают одного метра длины, в свежем виде имеют горьковатый вкус, как у некоторых специй. В сухом виде имеют более мягкий вкус. Заготавливают его ранней весной или поздней осенью.

Корень аира, в силу его огромных целебных свойств, используют не только при **проблемах пищеварения,** вздутии **желудка** и **кишечника** или при **коликах.** При **заболеваниях желез** и при **подагре** аир оказывает также великолепное действие. Корень способствует **согреванию** вялого **желудка** и **кишечника** и освобождению их от слизи. Аир можно рекомендовать также и при **малоактивном обмене** веществ, а также при **водянке** и **малокровии.**

Склонным к **худобе** людям, потерявшим вес не из-за отсутствия питания, следует пить чай из корня аира и периодически принимать ванны с аиром. Аир пьют при **отсутствии аппетита,** при поражениях **почек**, он является хорошим средством для очищения всего организма. Этот чай помогает детям при **непереносимости злаков,** все чаще встречающейся в последнее время. Высушенный корень, если его медленно пережевывать, помогает курильщику **отвыкнуть от курения. Зрение** улучшается, если веки смазывать свежим соком аира. Сок надо смыть через несколько минут холодной водой.

Применяя теплые ванны с аиром, мне удавалось много раз помогать при **обморожениях** и **переохлаждениях.** На ночь корни помещают в холодную воду, на следующий день все подогревают, доведя до кипения, дают отстояться в течение 5 минут, и затем держат пораженное место в уже немного остывшем отваре в течение 20 минут. Этот отвар можно подогревать и использовать 4 раза. Если у вас постоянно **холодные руки** и **ноги**, такие ванны тоже помогают, но в этом случае отвар должен быть настолько горячим, насколько терпят руки и ноги.

Один 36-летний мужчина после удаления опухоли печени никак не мог поправиться. С периодичностью в четыре-пять недель у него поднималась температура. Пациента доставили из Линца в одну из венских клиник. Его теща растерянно рассказала мне о его безнадежном заболевании. У него были в кишечнике **туберкулы**, которые и вызывали высокую температуру. И в этом случае помог аир. Само собой разумеется, что при таких тяжелых заболеваниях чай нужно пить неделями, а иногда и месяцами.

Однажды, идя пешком из Вайсенбахталя в Постальм, я встретила супружескую чету из Бад Ишля, которая поднималась в горы с тяжелыми рюкзаками. Они хотели провести несколько беззаботных дней в охотничьем домике в горах на полном самообслуживании. На одном из привалов я присоединилась к ним и узнала следующее:

Мужчина пятидесяти лет, ростом 1,85 м из года в год стал терять вес, не зная причины своего заболевания. Когда он весил всего лишь 48 кг, он в сопровождении медсестры переступил порог ординаторской своего врача, который в это время как раз разговаривал по телефону с другим врачом. Пациент услышал: »Я направляю к вам своего безнадежного пациента – **рак легких**!« Так он случайно узнал свой диагноз. Вскоре ему кто-то посоветовал тщательно жевать корень аира, чтобы к тому же избавиться от курения, а утром и вечером пить чай из тысячелистника. Постепенно он стал набирать вес и поскольку он начал чувствовать себя лучше, то перестал ходить к врачу. Лишь примерно через полгода он снова переступил порог кабинета своего врача. Тот вскочил, опершись руками о стол, и стал исступленно смотреть на человека, которого он уже давно считал мертвым. »Чем вы лечились?« – это было все, что мог произнести врач. »Жевал корень аира и пил чай из тысячелистника«. – »Корень аира? А где его найти?« – »А его не надо искать, он продается во всех аптеках, господин примар, за пару шиллингов!« К этому времени вес мужчины достиг своего привычного веса 86 кг, а уже через полгода он отправился в горы с набитым рюкзаком, где я с ним и познакомилась.

Каждый раз, когда я еще и еще раз начинаю обдумывать все, что происходило потом, когда упоминаю об этом в своих беседах или, как сейчас, записываю для вас, мне все это представляется Божьим промыслом и я всегда взволнована до глубины души. Моя мать была тяжело больна, ее кишечник был в очень плохом состоянии, и врач сказал мне однажды, что я должна готовиться к самому худшему: у нее **рак кишечника.** Это было еще в то время, когда я мало занималась травами, хотя я уже тогда предпочитала медикаментам то, что дает нам природа. Слова врача меня страшно раздосадовали. Моему отчаянью не было предела. Я долгое время была не в состоянии делать то, что я должна была делать. Вопреки своей привычке вставать в 6 часов и ложиться в 11, ко сну я стала отходить около 8 часов вечера. Однажды, когда я еще и еще раз обдумывала безвыходное положение моей матери, открылась дверь, и в комнату вошел мой муж. Он поставил на стол маленький портативный радиоприемник и сказал: »Чтобы тебе не было так одиноко!« Вскоре голос по радио произнес: »С вами говорит домашний доктор. Корень аира вылечивает любые **заболевания желудка и кишечника,** какими бы застарелыми или злокачественными они ни были. Нужно взять чашку холодной воды, положить в нее одну чайную ложку (без верха) корня аира, оставить на ночь, утром слегка подогреть, процедить и пить перед приемом пищи и после еды по глотку. Итого в день шесть глотков, больше пить нельзя. Перед употреблением чай следует подогреть в водяной бане. Это лечение применяется для всего **желудочно-кишечного тракта,** включая **печень, желчный пузырь, селезенку** и **поджелудочную железу**«. Без памяти от счастья на следующий день я рассказала маме об услышанном, а она, делая решительный жест рукой, ответила: »Мне теперь уже никто и ничто не поможет!« Я все-таки достала корень аира и сделала все, как было сказано. В это трудно поверить, но уже через 14 дней все жалобы у мамы исчезли. Еженедельно она стала прибавлять в весе по 400 г, а до этого она очень сильно похудела. После этого я основательно занялась травами и могла помогать во многих безнадежных случаях. Особенно поразительные результаты дает корень аира. Он регулирует кислотность **желудочного сока**, как при ее недостатке, так и при избытке.

Одна женщина из Форарльберга в течение двух лет мучилась от **болей в желудке**. Она и дня не могла прожить без таблеток. По моему совету она стала пить чай из корня аира по шесть глотков, и через три дня боли исчезли; больше они не возобновлялись.

Другая женщина из Нижней Австрии несколько лет страдала от **язвы двенадцатиперстной кишки.** Чтобы избавиться от болей, она употребляла различные лекарства. Твердую пищу она вообще не могла принимать, да у нее и не было аппетита. Когда ей сказали о корне аира, она стала пить рекомендованные шесть глотков. Боли стали понемногу отступать, а через пять недель прошли окончательно. У нее появился аппетит, и она стала питаться вместе со всей семьей грубой домашней пищей.

Один немолодой священнослужитель годами мучился от **поносов**. Он уже было смирился с тем, что это никогда не пройдет. Но вот по моей рекомендации он начал пить чай из корня аира – эти шесть глотков. Через короткое время его кишечник уже был в порядке.
Один маленький мальчик, несмотря на строжайшую диету, страдал **поносом** и избавился от него после шести глотков чая из корней аира. У него вскоре появился аппетит, он даже немного стал прибавлять в весе. Его мать была просто счастлива.

У одного мужчины 10 лет был **кровавый понос** — от 30 до 40 раз в день. Его друг рассказал мне, что из некогда веселого, жизнерадостного человека он превратился в мрачного человека, что, собственно, вполне понятно. Все, что он перепробовал за эти годы, не дало никаких результатов. Ему пришлось уйти на пенсию раньше времени. Во время Пасхи он начал, правда, сначала с некоторым недоверием, пить чай из корней аира по шесть глотков. В это же время он пил по две чашки распаренного чая из календулы. Я была очень удивлена, когда его жена написала мне, что в начале июня того же года он снова приступил к работе.

Способ применения — Аир

Чай: чай из корня аира готовится только настаиванием в холодной воде. Одна кофейная ложечка (без верха) корня заливается на ночь холодной водой. Перед приемом чай подогревают на водяной бане.

Свежий сок: свежие корни аира хорошо очищают и, пока они еще влажные, пропускают через соковыжималку.

Добавка к полной ванне: около 200 г корней аира заливают на ночь 5 л холодной воды, на другой день все это доводят до кипения, дают постоять и добавляют в полную ванну. (См. »Общие сведения«, раздел »Полная ванна«.)

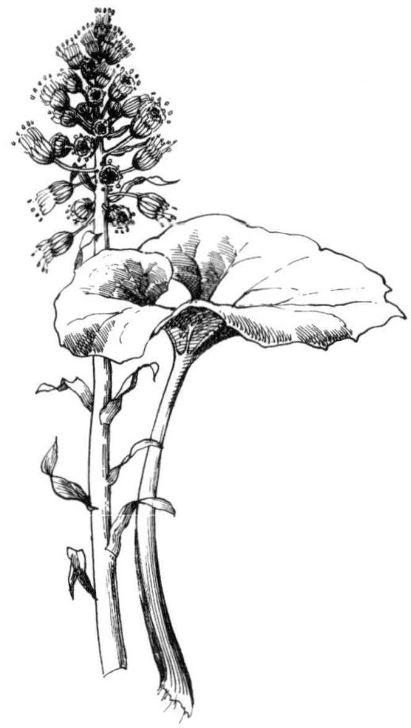

Белокопытник

Petasites officinalis

Белокопытник растет по берегам рек и ручьев, вдоль канав и на опушках леса. Он значительно крупнее, чем мать-и-мачеха, к семейству которой он относится. Его шляпообразные листья слегка зазубрены и с тыльной стороны покрыты серым пушком. Цветки, от грязно-белых до бледно-розовых, напоминающие собой корзиночки, плотно покрывают верхнюю часть стебля.

Корень этого растения обладает противолихорадочным свойством. Его корневище, которое приобрело медицинскую популярность еще во времена эпидемий чумы, собирают до цветения. Потогонный чай из этого растения используют при **лихорадке, одышке, подагре** и **эпилепсии.** Нужно пить по одной – две чашке чая в день.

Большие свежие листья белокопытника прикладывают не только при **травмах суставов, растяжениях, вывихах и стертых до крови ногах,** но и при **гангрене** и при любых **злокачественных язвах** и при **воспаленных ранах.**

Способ применения — Белокопытник

Чай: 1 ч. л. (без верха) корневищ на 1/4 л. воды, настоять в течение ночи, утром немного подогреть и процедить.

Аппликации: свежие вымытые листья раздавить и в течение дня прикладывать несколько раз к больному месту.

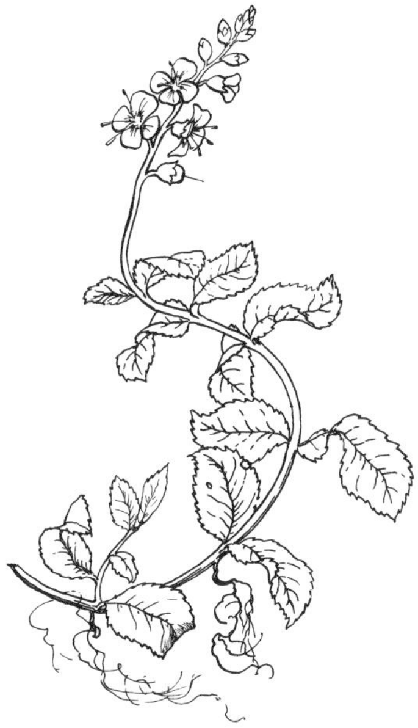

»Gott gab uns gnad in sonderheyt, wohl dem, ders fruchtbarlich anleyt.«

«Господь пожаловал нас милостиво даром (природой), блажен, кто с пользой пользуется им»

Вероника

Veronica officinalis

Когда римляне захватили земли германцев, они познакомились через местное население с растением вероника, которое те ценили превыше всего. Его называли »**лекарством от всех болезней**«, и сегодня еще его называют »вселенское лекарство«. И римляне, как я об этом читала в одном травнике, тоже были убеждены в его целебной силе. Когда они хотели сделать комплимент знакомому или другу, они говорили, что у него так много хороших качеств, как у вероники.

Я вспомнила об этом, когда один человек рассказал мне о высоком содержании **холестерина** у него в крови. Из-за этого его не раз госпитализировали. Я посоветовала ему пить по две чашки чая из вероники ежедневно. Я была очень рада, когда через полгода он рассказал мне о том, как были удивлены врачи, обследовавшие его после этого, не обнаружив повышенного содержания холестерина.

Вероника, которую также называют змеиной травой, любит сухие места и растет на вырубках, в лесах, в кустарниках, канавах, у заборов, вдоль дорог, по обочинам, по опушкам лесов. У вероники покрытый волосками стебель, стелющийся по земле, с маленькими серебристыми зубчатыми листочками, которые наверху переходят в соцветия от светло-голубоватого до фиолетового цвета. Листочки, если к ним прикоснуться, легко опадают, поэтому растение и называют иногда »Männertreu«– »мужская верность«. Время цветения – с мая по август. Собирают соцветия. Наиболее полезны те растения, которые растут по опушкам и под дубами.

Это растение, пришедшее к нам с незапамятных времен, излюбленная **добавка к чаю, очищающему кровь.** Кроме того оно позволяет вместе со свежими верхушками крапивы лечить **хроническую экзему.** При обременительной **старческой почесухе** эта трава помогает лучше всего. Ослабленные и чувствительные люди хорошо переносят веронику как мягкое **желудочное средство,** которое улучшает и пищеварение. Эта трава устраняет **нарушения в работе кишечника и излишнее количество слизи в желудке.**

Мне хотелось бы обратить внимание на то, что вероника исключительно эффективна при повышенной **нервозности,** возникающей от **умственного перенапряжения.** Одна чашка перед сном творит настоящие чудеса своим успокаивающим действием. Швейцарский пастор Кюнцле рекомендует людям, много занимающимся **умственным трудом,** обязательно пить этот успокаивающий чай на ночь. Такой чай **улучшает память** и снимает **головокружение**. В смеси с сельдереем он снимает нервную **слабость** и **меланхолию**. Очень хорошо помогает вероника при **желтухе, песке в моче, при ревматических и подагрических болях в конечностях.**

Один священник пишет: »За 14 дней (я принимал в день две чашки чая из вероники и полевого хвоща, взятых поровну) я неожиданно избавился от **провалов памяти**. Во время проповеди я стал было забывать отдельные слова. Я потерял уверенность в себе и стал нервничать, а травы невероятно быстро мне помогли«.

Настоящее чудо делает вероника и в случае застарелого **безмокротного катара бронхов.** В качестве грудного чая используют смесь листьев мать-и-мачехи, подорожника и вероники в равных частях, подслащенную медом, или кладут немного крупнокристаллического сахара.

При **желтухе, болезнях печени и селезенки** я рекомендую следующий сбор:

Чайный сбор при желтухе, болезнях печени и селезенки

50 г корней одуванчика,
25 г цветков цикория,
25 г ясменника душистого и
50 г вероники.

Эти травы хорошо перемешивают, заваривают и пьют, не подслащивая, в течение дня глотками (на ¼ л. воды чайную ложку травы с верхом).

Из цветущего растения можно приготовить свежий сок, который особенно рекомендуется при **кожных заболеваниях,** в частности при хронических экземах (рецепт см. »Способы применения«). Его принимают 2-3 раза в день по чайной ложке.

Поскольку в старинных книгах веронику рекомендуют как ранозаживляющее средство, я тоже рекомендую ее при **трудно заживающих ранах с воспалениями,** особенно около гипсовых повязок. Раны сначала промывают чаем из травы, затем на ночь делают аппликации с этим же чаем и тепло укутывают.

При **ревматизме и подагре** нужно лечиться настойкой вероники (см. »Способы применения«). Эту настойку применяют наружно как растирание, внутрь принимают 3 раза в день по 15 капель в небольшом количестве воды или чая.

Каждый год обязательно пейте чай из свежей, только что сорванной вероники! Она не только уменьшает **зашлакованность артерий,** но и предотвращает ее, эта трава, **очищая кровь,** возвращает сосудам и органам эластичность. Отсюда моя просьба: послушайтесь этого совета!

Способ применения — Вероника

Чай: 1 ч. л. (с верхом) на 1/4 л. воды, только заварить, немного настоять.

Свежий сок: свежие соцветия вымыть и еще влажными отжать с помощью соковыжималки, разлить по небольшим бутылкам, хранить в холодильнике.

Настойка: две полные горсти цветущей травы мелко порезать, залить 1 л 38-40° водки (шнапса), настаивать 14 дней на солнце или возле теплой плиты.

Смешанный чай: 1 ч. л. (с верхом) на ¼ л. воды, заварить, немного настоять.

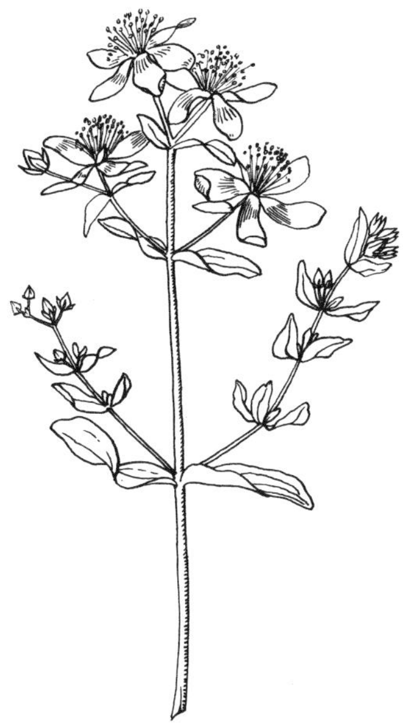

Зверобой

Hypericum perforatum

Растет на пригорках, вдоль дорог и опушек лесов, на холмах и на лугах, цветет с июля по сентябрь. В народе он имеет много названий. »Christi Kreuzblut«, »Christi Wunderkraut«, »Unseres Hergotts Wunderkraut«, »Gottesgnadenkraut«, »Herrgottsblut«, »Johannesblut«, что можно перевести как »кровь распятого Христа«, »чудесная трава Христа«, »трава Божественной милости«, »кровь Иоанна«.

Это растение высотой от 25 до 60 см с хорошим стеблем, ветвистое, имеет яркие золотисто-желтые цветки. Цветущее растение собирают для приготовления чая и ванн, а цветки для приготовления зверобойного масла. Чтобы убедиться, что это именно зверобой, нужно растереть между пальцами полностью распустившийся цветок. В результате должен потечь красный сок.

В представлении религиозных людей в прошлом кроваво-красный сок цветков зверобоя ассоциировался с кровью и ранами нашего Спасителя. И действительно, масло из зверобоя – лучшее средство от ран, оно снимает боль, лечит и действует противовоспалительно. Одна легенда об этой траве, которая носит много возвышенных названий, рассказывает: »Один из любимых учеников Господа, стоя у креста в смертельной тоске, подбирал каждую травинку, окропленную святой кровью, чтобы в последующем одарить ими как драгоценными дарами в память о смерти Спасителя самых набожных верующих«. Самым таинственным образом этот красный сок терпкой травы наводит на мысль о том, что будто и вправду в красном соке золотисто-желтых цветов живет капля крови нашего Спасителя.

В Иванов день, который является символом торжества сил света и тепла, зверобой – эта Иоаннова трава, расцветает во всей своей красе. В прежние времена девушки плели себе венки из нее, и кто плясал возле Иванова костра, должен был иметь на голове венок из этой травы – »корону Иоанна«. В эту таинственную ночь бросали в воду и веточки растения, и целомудренная девушка, видя, как оживает в воде увядший было цветок, узнавала, что уже в следующем году у нее появится жених.

В Верхней Австрии крестьяне обычно по традиции клали эту траву между двумя кусками хлеба и давали ее скотине, чтобы предохранить ее от болезней. К сожалению, эту традицию в настоящее время соблюдают лишь отдельные религиозные крестьянские семьи.

Из всего вышесказанного можно видеть, сколь глубоко почитается это растение и в наши дни.

Чай из зверобоя применяют при всяких **поражениях нервной системы, при сильных ушибах,** для лечения последствий после **поднятия тяжестей.** Это и прекрасное средство от **поноса.**

Трава зверобоя помогает победить и **воспаление тройничного нерва,** если пить ежедневно по две-три чашки чая из зверобоя, а наружно продолжительное время втирать в больное место зверобойное масло. Настойку из зверобоя называют »арникой для нервов«, ее можно изготовить дома и успешно использовать при расстройстве и **воспалении нервов,** при **неврозах, бессоннице** и **нервной слабости.** Настойку используют и наружно для растираний, и внутрь по 10-15 капель на одну столовую ложку воды.

Зверобой позволяет справиться с **нарушениями речи, беспокойным сном, приступами истерии, лунатизмом, депрессиями, ночным недержанием мочи.** Мой опыт свидетельствует о том, что наряду с приемом чая внутрь при всех этих заболеваниях большую пользу могут принести и сидячие ванны (см. »Способы применения«). Их нужно принимать еженедельно с шестью следующими друг за другом ножными ваннами. Это лечение рекомендуется при всех состояниях, обусловленных нервными факторами.

Молоденькие девушки в период своего развития должны ежедневно выпивать в течение некоторого времени по две чашки чая из зверобоя; он способствует развитию женских органов и **регулирует менструальный цикл.**

Великолепным природным лечебным средством является и **зверобойное масло.** Оно должно быть в каждом доме. Его легко приготовить самому (см. »Способы применения«). Оно сохраняет свои целебные свойства в течение двух лет и применяется не только для лечения **ран, свежих порезов, кровоизлияний и при припухании желез** и как средство ухода за **огрубевшей кожей лица,** но и как эффективное растирание при **болях в спине, прострелах, ишиасе и ревматизме.** Это хорошее домашнее средство и для лечения всяких **ожогов**, если цветки зверобоя положить в льняное масло. Им пользуются также при **солнечных ожогах.**

Груднички с **болями в животе** быстро успокаиваются, если животик смазать зверобойным маслом. Я знаю крестьянку, которая все **раны**, даже у своих животных, вылечивает этим маслом. У одного крестьянина рука попала в машину, и он получил тяжелую травму. Аппликации с этим маслом быстро сняли все боли, и раны зажили без осложнений. Другой крестьянин успешно вылечил у своей лошади тяжелую наружную рану на ноге.

Один врач поставил 8-летней девочке диагноз – увеличение лимфатических желез в животе. Каждый раз, когда девочка охлаждалась, у нее начинались боли в животе, в конце концов, это стало повторяться каждый день, особенно по утрам. Ее мать прочитала в книге о том, что масло зверобоя помогает при припухании желез. Она стала натирать ей живот этим маслом каждый раз, когда девочка начинала плакать. Вскоре все прошло.

Способы применения — Зверобой

Чай: 1 ч. л. (с верхом) заливается ¼ л. кипятка, немного настаивается.

Зверобойное масло: цветки, собранные при солнечном свете, положить в бутылку, до горловины, не набивая, залить оливковым маслом. Масло должно покрывать цветки. Хорошо закупоренную бутылку поставить на несколько недель на солнце или вблизи печки (плиты). Через некоторое время масло станет красным. Его нужно от фильтровать через ткань, отжать оставшиеся в ткани цветки и хранить масло в темной бутылке. Чтобы сделать масло от ожогов, вместо оливкового берут льняное масло.

Настойка из зверобоя: на 1 л водки берут две горсти цветков, собранных при солнечном свете, настаивают в бутылке на солнце или в теплом месте.

Сидячие ванны: полное ведро зверобоя (стебли, листья и цветки) оставляют на ночь

в холодной воде. Перед ванной доводят до кипения и выливают в воду для ванны. Ванну принимают в течение 20 минут.
(См. »Общие сведения«, раздел »Полная ванна«).

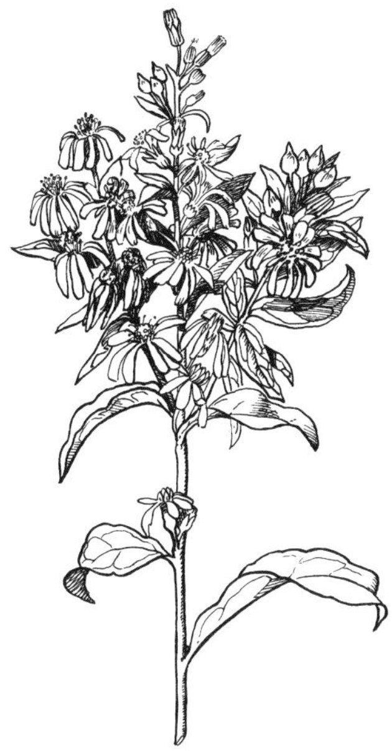

Золотарник

Solidago virgaurea

В народе также называется как посох Святого Петра. Это целебное растение можно найти на опушках лесов, у канав с водой, на склонах, на вырубках и просеках. Ветвистый, с золотисто-желтыми цветами стебель достигает высоты около 80 см. Цветки собирают с июля по октябрь. Их используют при **заболеваниях кишечника** и **кишечных кровотечениях**, но прежде всего как прекрасное средство при **заболевании почек**.

Цветки и листья золотарника снимают жар, а так как он действует как мочегонное, его рекомендуют при всех заболеваниях **почек и мочевого пузыря.** Известный швейцарский натуропат пастор Кюнцле рассказывает об одном 45-летнем мужчине, страдавшем тяжелым заболеванием почек. Его состояние день ото дня становилось все хуже и хуже. Одну почку пришлось удалить. Вторая почка тоже уже загноилась и не могла нормально функционировать. В это время он начал лечение золотарником. Он смешал золотарник, подмаренник и желтую яснотку поровну, приготовил себе чай и пил от трех до четырех чашек в течение дня глотками, после чего через 14 дней, как он сказал, страдания полностью прекратились.

Золотарник вместе с подмаренником и желтой или белой ясноткой помогает даже при **сморщивании почки,** используется для орошения почки и при подключении к аппарату **»искусственная почка«.** Во всех этих случаях добиться успеха помогают травы. Об этом свидетельствует следующий случай. Однажды ко мне как-то на второй этаж едва доковылял 52-летний мужчина. Не успев войти, взмокший от пота и едва дышавший, он рухнул в кресло. Из его истории я узнала, что он страдал годами неизлечимым сморщиванием почки. Не в последнюю очередь по этой причине от него отказались врачи, отправив его раньше времени на пенсию.

После моего курса уже через неделю, а он принимал по три чашки упомянутой смеси ежедневно, ему стало значительно лучше. Он пользовался исключительно свежими травами. Через три недели жалоб уже не было.

Все душевные переживания человека сказываются на работе почек. Поэтому на любое **потрясение,** будь то смерть близкого человека или еще какое несчастье, почки реагируют мгновенно. Золотарник относится к разряду лекарственных растений, которые лучше других оказывают влияние на сферу чувств человека. Поэтому после всевозможных разочарований и других **душевных неурядиц** обязательно надо пить чай из золотарника.

Ангел-хранитель трав стоит рядом с золотарником. Мы чувствуем успокаивающее действие этого растения при тяжелых **душевных переживаниях**, оно как добрая рука, которая вас гладит и все выправляет понемногу. Один только вид цветущего золотарника уже действует на вас успокаивающе. Мы должны испытывать чувство благодарности за то, что это растение, которое нас может в любой момент утешить, находиться совсем рядом с нами.

Способ применения — Золотарник

Чай: 1 ч. л. (с верхом) золотарника на ¼ л. воды, заварить и немного настоять. Если вы завариваете смесь, то следует взять такое же количество золотарника, который надо готовить вышеуказанным образом.

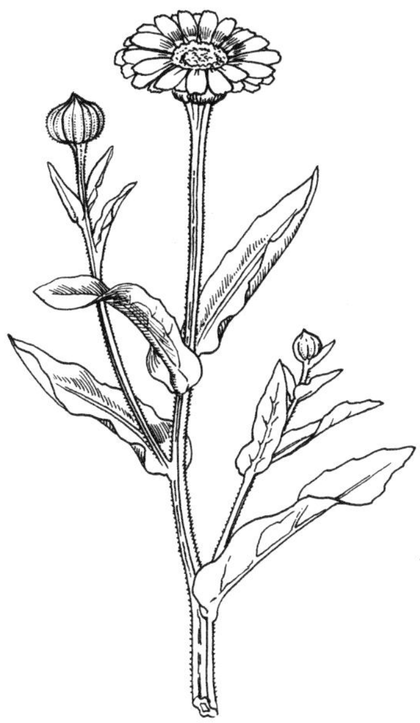

Календула

Calendula officinalis

Календула занимает среди отечественных растений заметное место. Она относится к растениям, которые помогают от рака и ракообразных язв. Она часто встречается в сельских садах, иногда в одичавшем виде в грудах мусора. Календула вновь популярна в народе, поэтому ее можно теперь часто встретить не только в садах, но и на полях. Растение имеет высоту 30-60 см, ее цветки желтые, оранжево-желтые, стебли и листья сочные и клейкие. Имеется много разновидностей, например со светлыми или темными пыльниками, но по своим целебным качествам они все одинаковы. Если после семи часов утра цветки календулы остаются закрытыми, в этот день по поверьям должен быть дождь. Неслучайно, раньше календулу считали предсказателем дождя.

В народном целительстве заготавливают и используют растение с цветами, стеблями и листьями. Собирать растение надо в солнечную погоду, тогда его целебная сила наиболее велика. Календулу можно до поздней осени иметь в свежем виде (в садах), если она не поражена мучнистой росой.

Календула очень походит на нашу арнику, но превосходит ее в целебной силе. Арникой, например, можно лечиться только под наблюдением врача, так как чай из нее сердечным больным может принести больше вреда, чем пользы, в то время как календулой можно лечиться без опаски. Календула – великолепная помощница при **инфекционной желтухе** как **кровоочистительное** средство. Прием одной-двух чашек чая делает чудеса. Календула действует **очищающе**, налаживает **циркуляцию крови** и способствует заживлению **ран**.

У одного человека рука попала в циркулярную пилу, даже после больницы он все еще испытывал **боль**. Услышав об этом, я посоветовала ему мазь из календулы. Он был поражен действием этой мази и сообщил, что боли, не дававшие ему спать по ночам, вскоре исчезли. С тех пор его жена снова разводит в саду календулу.

Когда однажды я была у одной женщины в гостях, она показала мне свои ноги, изуродованные **узловатыми венами.** Я набрала в саду календулы и сделала мазь. Выжимки я сразу привязала к её икрам (их можно использовать 4-5 раз). Потом она каждый день наносила на льняную тряпочку эту мазь слоем толщиной со спинку лезвия ножа и привязывала к икрам. Вы удивитесь, если я скажу вам, что через четыре недели, когда она приехала ко мне в Грискирхен, венозные узлы исчезли. Кожа на обеих ногах стала гладкой.

Одна монахиня, обратив на улице внимание на вены некой пожилой женщины, порекомендовала ей мазь из календулы. Она была приятно удивлена, когда та через месяц, счастливая, показала ей свои ноги. От узлов на венах не осталось и следа, кожа снова была в порядке.

Эта мазь помогает очень быстро при **воспалении вен, незаживающих трофических язвах, фистулах (свищах), ознобах** и **ожоговых ранах.** Эту мазь (и выжимки после ее приготовления) применяют при **язвочках** на груди, если даже они носят злокачественный характер (**рак груди**).

Одной знакомой нужно было срочно удалять грудь. Когда она уже лежала в больнице, а мы суетились вокруг нее, я сделала для нее мазь из календулы. Она потом смазывала ей свою огромную **послеоперационную рану**, и вскоре эта рана стала не такой болезненной. Ее **швы** стали заживать быстрее, чем у других пациенток, кроме того, ей понадобилась только лишь часть из тех облучений, которые планировались.

Мазь из календулы является великолепным средством от грибковых заболеваний ног. У меня много писем об этом. И, в частности, случаи, когда все другие средства оказывались бесполезными. При этом заболевании можно использовать и отвар из свежей календулы.

Если грибком поражено влагалище, надо делать сидячие ванны или обмывания – 50 г сухой календулы или четыре полных горсти свежей календулы на ванну.

Из Штутгарта мне написала одна женщина, муж которой страдал **грибковым заболеванием ног.** Чего они только ни делали – ванночки, мази, присыпки, ничто не помогало. Тогда он решил попробовать мазь из календулы. Через восемь дней все совсем зажило. Ну не удивительно ли? Кроме мази можно еще приготовить отвар календулы (см. »Способы применения«). Этот отвар разбавляется кипяченой водой и очень хорош для аппликаций на **раны, ссадины, кровоподтеки, растяжения мышц** и даже при **гноящихся или раковых язвах.**

Не только пастор Кнайпп является горячим сторонником природных средств при лечении злокачественных язв, но и известные врачи, такие, как доктор Штегер, доктор Бон, доктор Халензер и многие другие. В случае, когда операция уже невозможна, Доктор Бон называет календулу важнейшим средством против **раковых заболеваний**, и рекомендует длительное время пить чай из календулы. Свежий сок календулы используется с наибольшим успехом даже при раке кожи. **Гемангиома** может исчезнуть, если ее много раз в день мазать свежим соком календулы, также пропадают **старческие и пигментные пятна.** И **шероховатые злокачественные пятна** на коже могут быть излечены. В последнее время американский врач и исследователь доктор Дрвей указывает на исключительный лечебный эффект календулы при **раке**.

Календулу принимают внутрь как чай при **заболеваниях желудочно-кишечного тракта**, при **спазмах** и **язве желудка, воспалениях толстой кишки (колитах), водянке, при кровавой моче** (**гематурии**). Этот чай прекрасно помогает при вирусных заболеваниях. Сколь великолепно применение чая из свежей календулы, следует из одного сообщения, которое мне дал один врач: »Маленькая девочка 2,5 лет расхворалась после прививок от полиомиелита; это были хронические поносы, похудание, упала острота зрения, возникали сложности и с ее питанием. Клиническое исследование выявило **паратиф** (по этому поводу ребенок находился под наблюдением специалистов). После недели приема чая из календулы и некоторых гомеопатических препаратов здоровье ребенка полностью восстановилось. Трижды проведенное исследование стула на наличие возбудителя тифа впервые было отрицательным«.

Календула – прекрасное средство для лечения **заболеваний печени,** так как она дает великолепные результаты при лечении **инфекционной желтухи**. Цветки, листья и стебли завариваются кипятком, чай принимают без сахара. При вышеупомянутых заболеваниях можно выпивать 3-4 чашки в течение дня, примерно по столовой ложке каждые четверть часа. Из календулы получается прекрасное глистогонное средство, если заварить 1 ст. л. цветков календулы на ¼ л кипятка. Сок свежих стеблей удаляет **бородавки**, лечит **чесотку**, а если стебли отварить, то отваром лечат **лишаи** и **воспаление желез** (купаться в отваре или обтирать им больные места). Если чай пить регулярно, то он очищает кровь. А если им промывать глаза, то **повышается острота зрения**.

При **незаживающих язвах и опухолях**, при **открытых ранах на ногах**, **остеомиелите** (**костоеде**), при **язвах в области бедра**, а также при **незаживающих гноящихся злокачественных ранах** помогают обмывания смесью отвара календулы и полевого хвоща, взятых поровну – 1 ст. л. этой смеси на 0,5 л воды. Чтобы обратить внимание на удивительное действие этой смеси, скажу следующее: одна медсестра, страдавшая уже восемь лет **колитом**, обратилась к специалисту. Ей порекомендовали в соответствии с моей книгой лечиться календулой. Четыре дня она пила чай из календулы – две чашки глотками в течение дня. Она едва могла поверить в то, что за такой короткий срок болезнь отступила. Одна монахиня, по ее рассказу, мучилась сильным **поносом**. Она пила ромашку, но улучшения не было. И только после приема календулы все прошло. Другая монахиня из Баварии 15 лет страдала **грибковым заболеванием ног**, у нее часто **воспалялись вены**. Мазь из календулы помогла ей избавиться от этой беды. Цветки календулы: 2 ч. л. (без верха) на чашку воды – прекрасное мягкое слабительное. **Корочки в носу** легко излечиваются мазью календулы. Внимание! Если кто-либо не переносит свиной жир, мазь можно приготовить и на растительном масле. Чтобы мазь на жире была мягче, можно добавлять растительное масло.

Способы применения — Календула

Чай: 1 ч. л. (с верхом) на ¼ л воды.

Сидячая ванна: 4 полных горсти свежей или 100 г сухой календулы на одну сидячую ванну (см. »Общие сведения« в разделе »Сидячие ванны«).

Обмывания: на 0,5 л воды 1 ст. л. (с верхом) травы.

Настойка: 1 горсть цветков на 1 л водки, настаивать 14 дней на солнце или при температуре 20°C.

Мазь из календулы: 4 полных горсти календулы (цветков, листочков и стеблей) мелко порезать. Взять 500 г нутряного свиного сала или хорошего свиного сала, растопить, бросить в него измельченную календулу, дать вскипеть, помешивая, и снять с огня. Накрыть, дать день постоять, затем слегка подогреть, чтобы процедить через льняную ткань, разлить по чистым баночкам.

Свежий сок: все растение промыть, и во влажном состоянии пропустить через соковыжималку.

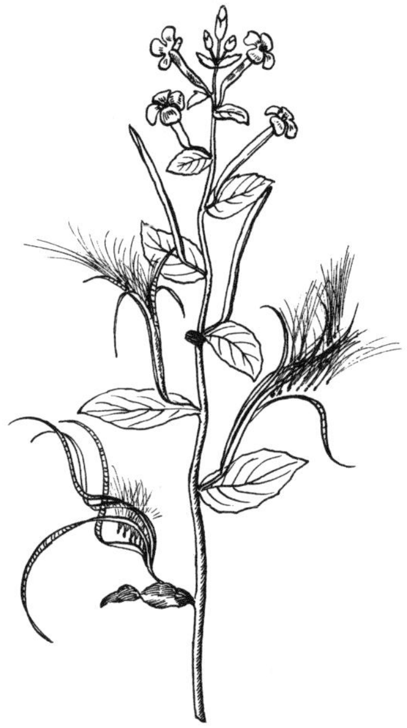

Кипрей мелкоцветковый

Epilobium parviflorum

Однажды от одного отца семейства я получила письмо, в котором было буквально следующее: »Я умоляю Вас, воздев к небу руки, укажите мне путь назад, к здоровью, тем самым Вы подарите моей семье здорового отца«. До этого он рассказал мне о своей стезе страданий: в 1961 году из-за купания в воде, содержавшей радий, у него обострился хронический **простатит**. Он ходит по больницам, но ни один врач не берется его оперировать, он в отчаянии. Каждый раз стул был с кровью и гноем. Принимая огромное количество лекарств, он заработал себе к тому же язву двенадцатиперстной кишки и тяжелое поражение печени; нарушилась микрофлора кишечника. Он уже считал себя обреченным и вынужден был по предписанию врача прекратить прием всех лекарств. Затем, как он пишет, ему сделали операцию. Но и после нее воспаление осталось. Таблетки и инъекции опять привели к ухудшению здоровья. Тогда он стал пить чай из крапивы и сбор трав для лечения мочевого пузыря, что состояние настолько, что улучшило его состояние настолько, что он смог вернуться к работе. Этому отцу семейства, прошедшему стезю мучений, не пришлось бы всего это испытать, если бы он знал о кипрее, который излечивает простатиты полностью.

Кипрей, который до сих пор как лекарственное растение широко не был известен и не упоминался ни в одном популярном травнике, только после представления в первом издании моей книги »Здоровье из аптеки, дарованной нам Господом Богом« прошел победным маршем как средство от простатита. Очень скоро он стал известен в Европе и за ее пределами не в последнюю очередь потому, что помог многим от вышеназванной болезни. Последнее время его стали упоминать в книгах о травах и в журналах.

В связи с тем, что разновидностей кипрея очень много, при его сборе можно легко запутаться. Лекарственный кипрей всех разновидностей можно узнать по маленьким цветкам – от красноватых, бледно-розовых до почти белых. Эти цветки сидят, как на гвоздиках, на длинненьких узких стручках, из которых, когда они раскрываются, появляются семена, похожие на белые хлопкообразные волоски. В Тироле кипрей хорошо известен, как это ни удивительно, под названием »женские волосы«. У целебного кипрея заготавливают стебель с листьями и цветки. При этом надо знать, что стебель следует обламывать посередине (его легко обломить), чтобы растение могло потом »выбросить« боковые побеги. Собранное сырье надо сразу мелко нарезать. Кипрей даже при тяжелых формах заболевания пьют не более двух чашек в день – одну утром натощак, а вторую вечером. Но это не означает, что вы можете не ходить к врачу. В любом случае к врачу надо обратиться обязательно.

Два вида кипрея, которые вряд ли спутаешь с другими – мелкоцветковыми видами кипрея, собирать нельзя. Это **мохнатый кипрей** с жесткими волосками или ворсинками (Epibolum hirsutum) и **лесной кипрей** (Epibolum angustifolium). У первого цветки величиной с ноготь большого пальца и пурпурно-красные. Он растет преимущественно целыми колониями кустов, достигая 150 см высоты, на отмелях около воды; стебли и листья его – мясистые и с ворсинками на нижней стороне. Известный австрийский фитобиолог Рихард Вилльфорт, очень хорошо знавший кипрей как лекарственное растение, не упоминал о нем в своей книге. Он, видимо, считал, что его легко спутать с »мохнатым« кипреем, хотя последний в отличие от мелкоцветкового кипрея имеет минимум в пять раз крупнее цветки, мясистые стебли и листья, а также значительно выше мелкоцветкового; его нельзя использовать в лечебных целях.

Лесной кипрей достигает высоты 150 см и часто встречается в лесных зарослях, на опушках лесов, на лесосеках, в малиннике. Крупные пурпурно-красные цветки растут пирамидальными длинными негустыми гроздьями на красноватом стебле. Лесной кипрей в период цветения, если его много, делает весь участок, где он растет, огненно-красным. Его народное название – Unholdenkraut (чертова трава, дьявольская трава) прямо говорит о том, что при простатите его применять нельзя.

Я была молодой женщиной, когда мой свекор умер в полном расцвете сил от **аномального увеличения предстательной железы**, то есть от ее **гипертрофии**. Один сосед, который хорошо разбирался в травах, показал мне мелкоцветковый кипрей и сказал: »Если бы ваш свекор попил чай из этого растения, он еще и сегодня был бы жив. Вы запомните это растение! Вы молодая женщина и сможете этим растением многим помочь«. Но, как это часто бывает, когда мы молоды и здоровы, я забыла о нем. Но этого не забыла моя мать! Она собирала его каждый год и помогала многим, кто страдал **болезнями почек** и **мочевого пузыря**. Лечебные свойства кипрея столь велики, что нередко человек сразу избавляется от жалоб, связанных с простатой. Были случаи, когда у мужчины накануне операции моча отходила лишь каплями; одна-единственная чашка чая из кипрея уже приносила облегчение. Конечно, чтобы вылечиться, чай нужно принимать длительное время.

От своей матери я узнала об одном пациенте, которому из-за рака мочевого пузыря сделали уже три операции – это был клинически подтвержденный рак. Человек был физически очень слаб. Я посоветовала ему чай из кипрея. О его выздоровлении я узнала позднее от его врача. Это было в то время, когда я еще не занималась травами. Это выздоровление произвело на меня неизгладимое впечатление. Моя мать часто говорила мне, что когда-то и ее уже не будет в живых и что поэтому я не должна ни в коем случае забывать заготавливать эту траву. На Сретенье 1961 года моя мама умерла, и я забыла в то лето о заготовке кипрея.

В приемной у своего врача я услышала, что один мой знакомый лежит в этой больнице, будучи безнадежно болен **раком мочевого пузыря**. »Нет, - воскликнула я, - этот порядочный человек не должен умереть!« И подумала при этом о кипрее. Врач, хотя он и хорошо относился к травам, полагал, что в данном случае уже ничто не может помочь больному. Но я не заготовила кипрея и с ужасом думала о том, что сейчас в середине октября все, наверное, уже отцвело и засохло. И все же я отправилась на его поиски. Я знала одно место, где он цвел летом. Я нашла всего лишь несколько пожелтевших стебельков, которые я, тем не менее, мелко порезала и отослала жене тяжелобольного. Она давала ему по две чашки такого чая в день – одну утром и одну вечером, и через 14 дней я узнала от врача, сообщившего мне по телефону, что в состоянии больного наступило значительное улучшение. Он сказал, смеясь: »Все-таки твоя травка помогает!« С тех пор я сумела помочь уже сотням и сотням больных. Именно это, как я уже говорила, сказал мне один старик: »Запомните это растение, вы многим сможете им помочь«.

Один аптекарь в Мюнхене показал мне старинную аптечную книгу, где кипрей еще около 1880 года приводился как лекарственное растение. Затем химические препараты совсем его вытеснили. Сейчас же во всех слоях населения кипрей опять становится известным благодаря моим докладам, публикациям и обмену травами. Мои советы у многих находят отклик: где бы мы с мужем ни путешествовали – в горах или на лесных тропинках, по берегам ручьев или на вырубках, даже в окрестностях Линца (Пёстлингберг и Фрайнберг), мы обнаруживали, к нашей радости, кипрей, к которому люди относились сознательно – были взяты только средние побеги. После этого растение дает побеги еще 2-3 раза. Если корень не поврежден, то на следующий год кипрей вырастает снова. Всякий, кто знает это лекарственное растение, ценит его и оберегает от истребления.

Из писем ко мне я с радостью узнаю о том, что у многих в саду растет не только земляника, овощи и декоративные кустарники, но и мелкоцветковый кипрей. Раньше от него избавлялись как от сорняка. А скольким страждущим он мог бы за это время принести здоровье и надежду на выздоровление! Недавно мне довелось помочь одному больному священнику (у него был **рак простаты** и **мочевого пузыря**), от которого отказались врачи. А ведь сегодня он снова целиком отдает себя своей службе.

Вот одно письмо ко мне из Шварцвальда: »У моей свекрови, которую лечили от рака матки облучениями, пострадали из-за этого кишечник и мочевой пузырь. У нее такие **боли в мочевом пузыре**, что врач вынужден был дать ей морфий. И вот по рисунку в Вашей книге мы начали искать мелкоцветковый кипрей, и нашли его. Через неделю после начала приема чая из него боли прошли. Это чудеса из аптеки, которую нам дарует Господь!«. О других случаях исцеления вы можете прочитать в книге »Успехи Марии Трэбэн в лечении травами«.

Многие страдающие **простатой** могут выздороветь благодаря мелкоцветковому кипрею, даже не подвергаясь операции. А если ее уже сделали, то чай из кипрея снимет жжение и другие неприятные явления, появляющиеся после операции. Но в любом случае необходимо обращаться к врачу.

Один человек из Кобурга, вылечивший **простатит**, пишет: »Мелкоцветковый кипрей помог мне избавиться от этой болезни. Я лежал в больнице земли Кобург с инфарктом миокарда. Я жаловался и на простату, но из-за плохого сердца меня не стали оперировать. Сказали, что если будет хуже, то введут трубочку. Я узнал об этом изумительном растении, мелкоцветковом кипрее, который многим с этим заболеванием помог. Я начал пить по 3 чашки такого чая в день, через несколько дней все неприятности с простатой прошли. Но я все еще продолжаю пить по две чашки этого чая в день для полного выздоровления. Я от всего сердца благодарю нашего Господа Бога. Я очень хочу, фрау Трэбэн, чтобы Вы помогли еще многим, кто страдает от этого заболевания. Это просто невероятно, что растения, которые нам дает Господь, оказывают нам такую помощь и в тех случаях, когда ученые-медики уже ничем не могут помочь«.

Способы применения — Кипрей

Чай: 1 ч. л. травы (с верхом) залить ¼ л. кипящей воды, дать немного настояться. Принимать только две чашки в день, утром натощак и вечером за полчаса до еды.

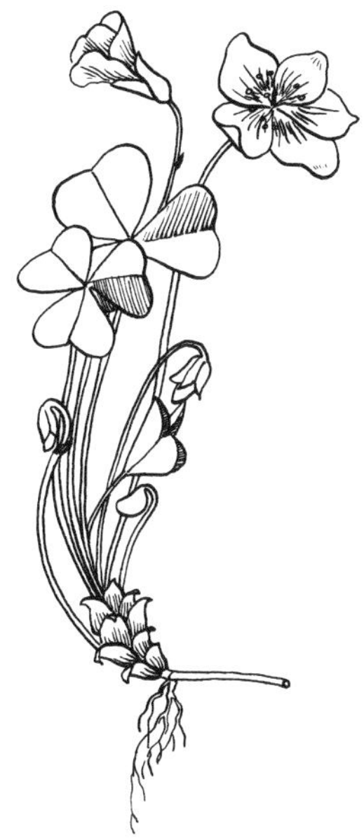

Кислица

Oxalis acetosella

Это растение встречается часто и в лиственных, и в хвойных лесах, оно расстилается светло-зеленым ковром с нежными белыми цветочками. Такой вид неизменно радует глаз. Когда я хожу по грибы, нет-нет, да и нагнусь, сорву листочек и съем. Цветки я собираю в небольших количествах для чайного сбора, который я привожу на с. 96.

Кислицу не сушат, ее употребляют в свежем виде. Она снимает **изжогу**, незначительные **нарушения** в работе **печени** и **процессе переваривания** пищи. Для этих целей чай пьют в охлажденном виде, две чашки в день. При **желтухе, воспалении почек, высыпаниях** на **коже** и **глистах** это же количество чая пьют в теплом виде. Народная медицина рекомендует свежеприготовленный сок в начальной стадии **рака желудка, злокачественных внутренних и внешних язвах и опухолях.** Сок делают на домашней соковыжималке. Каждый час принимают по 3-5 капель на воде или чае из трав. На **наружные злокачественные язвы** наносят свежевыжатый сок.

При **болезни Паркинсона** сок принимают ежечасно по 4-5 капель с чаем из тысячелистника, кроме того, им растирают позвоночник. Разведение и дозировка должны быть строго выдержаны как при раке желудка, язвах и опухолях, так и при паркинсонизме.

Способы применения — Кислица

Чай: 1 ст. л. листьев на 0,5 л кипятка. Заварить, дать немного настояться
Свежий сок: листочки вымыть и пропустить через соковыжималку.

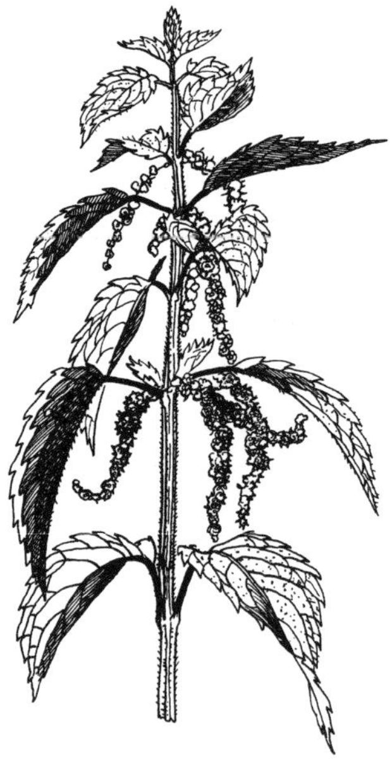

Крапива двудомная

Urtica dioica

Один врач в радиопередаче указал на то, что крапива относится к лучшим целебным растениям из тех, что мы имеем. Если бы человечество знало, насколько она целебна, оно не стало бы выращивать ничего, кроме крапивы. К сожалению, об этом знают лишь немногие.

Растение целебно от корня до цветка. Крапиву почитают с древних времен. Альбрехт Дюрер (1471-1528) нарисовал ангела, восходящего к трону Всевышнего с веткой крапивы в руке. Швейцарский пастор Кюнцле указывает в своих трудах на то, что крапива уже давно была бы уничтожена, если бы она не была защищена тем, что »жжется«. Насекомые и животные давно истребили бы ее.

Однажды я посоветовала одной матери семи детей, которую длительное время мучила **экзема**, пить чай из крапивы. Вскоре **экзема** у нее исчезла, а также прекратились **головные боли**, которые, правда, изредка возникали и после этого. Так как крапива помогает при **почечных камнях, песке в почках,** а я предположила, что у нее после последних родов почки были не в порядке, я посоветовала ей этот чай. **Заболевания почек** тоже очень часто сопровождаются головными болями. Так как экзема появляется от внутренних причин, ее необходимо и лечить изнутри – средствами, очищающими кровь.

Крапива является лучшим средством для **очищения крови**. Кроме того, она **кроветворная**. А в связи с тем, что она оказывает благотворное влияние на поджелудочную железу и регулирует **содержание сахара в крови**, она используется как средство, **понижающее уровень сахара** в крови. Кроме того, она рекомендуется при лечении воспалений и других **заболеваний мочевыводящих путей,** а также при болезненной **задержке мочеиспускания**. А так как крапива действует еще и как **слабительное**, ее применение особенно важно для лечения весной.

С тех пор как я узнала о целебных свойствах крапивы, я регулярно, каждую весну, устраиваю четырехнедельный курс лечения чаем из молодой крапивы. И осенью, когда повсюду после покоса снова появляются ее молодые побеги, еще один курс лечения. Я выпиваю утром натощак, за 30 минут до еды, одну чашку и от одной до двух чашек в течение дня глотками. До завтрака тоже надо пить не сразу, а глотками, чтобы повысить лечебный эффект. Я чувствую себя после этого курса лечения удивительно хорошо, у меня каждый раз возникает такое ощущение, что я способна сделать в три раза больше, чем обычно. Ни я, ни моя семья уже много лет не пользуемся обычными лекарствами, и я чувствую себя молодой и гибкой. А чай довольно вкусный. Его пьют без сахара. Впрочем, для вкуса можно добавлять ромашку, мяту. В народной медицине чай из крапивы пьют неделями от **печени** и **желчного пузыря**, даже при **опухолях селезенки**, при **избытке слизи в желудке, в легких**, при **опухолях и спазмах в желудке, опухолях в кишечнике и болезнях дыхательных путей.** Чтобы сохранить как можно больше полезных веществ, чай только настаивают. Для профилактики чай из крапивы пьют только по одной чашке в день целый год. При **вирусных заболеваниях** крапива – великолепное средство.

В организме с определенного возраста начинает снижаться **содержание железа**, с чем связано появление **чувства усталости** и **изнеможения**, человек чувствует себя старым, работоспособность падает. В этом случае можно прибегнуть к помощи свежей крапивы – она содержит железо. Она помогает нам преодолеть этот рубеж. После лечения крапивой человек начинает чувствовать себя лучше сравнительно быстро. Энергия и силы быстро возвращаются, человек расцветает даже внешне.

Однажды ко мне пришла женщина из Урфара – анемичная, жаловавшаяся на боли в желудке и в желчном пузыре; все это сопровождалось сильными головными болями. Я посоветовала ей чай из крапивы. Некоторое время спустя я снова встретила ее. Счастливая, она рассказала, как быстро помогла ей крапива. Вся ее семья лечится этой целебной травой.

При **водянке** крапива быстро сгоняет воду. Благодаря своим кроветворным свойствам она помогает при **белокровии, малокровии, анемии** и других **заболеваниях крови**. В сочетании с другими травами крапиву принимают и при лейкемии (см. раздел »Лейкемия«, с. XXX). Если же у вас на что-нибудь **аллергия** (в том числе **сенная лихорадка**), тогда крапиву надо пить довольно долго. Крапива помогает и при **склонности к простудам,** при **подагре и ревматизме**. Одна женщина из Айхштетта три года лечилась у врача от **ишиаса**. А приняв шесть полных ванн с крапивой (по 200 г на каждую), она вылечилась за полгода.

Недавно я познакомилась с женщиной лет пятидесяти, которая из-за плохих **волос** вынуждена была носить парик. Но так она могла потерять и остатки волос, я посоветовала ей мыть голову отваром свежей крапивы и ее корневищ. Она последовала моему совету. После этого ее волосы стали гуще. Особенно благоприятно действует на волосы настойка из крапивы, которую можно приготовить дома из корней этого растения, выкопанных весной или осенью (см. »Способы применения«, »Мытье головы« и »Настойка из крапивы«). Я сама использую тоже эту настойку, ежедневно массируя ей голову, даже в путешествия и деловые поездки я беру ее с собой. Успех очевиден: исчезает перхоть, волосы становятся пышными, густыми, эластичными и блестящими.

И при **сужении сосудов (эндартериит)** крапива тоже помогает. Многие, кому угрожала ампутация ноги, обошлись бы без операции, если бы делали ножные ванны с крапивой (см. »Способы применения«). Каждый спазм, какого бы он происхождения ни был, означает **нарушение кровообращения.** В этом случае рекомендуются обливания и ванны с отваром крапивы. В отдельных случаях это хорошо и при **сужении коронарных сосудов** сердца. Нужно нагнуться над ванной и тепловатым настоем крапивы обмывать область сердца, слегка массируя его при этом.

Одна женщина из Баварии (ей 51 год) в течение 28 лет терпела невыносимые страдания от свища. Профессор, консультировавший ее, подумывал об операции, так как **свищ** был на лице, в области скуловой кости. В 1978 году несчастная женщина обратилась к одному народному целителю, который прописал ей сыроедение, дыхательную гимнастику и психокибернетику. Состояние улучшилось, но выздоровления не наступило. В марте 1979 года она стала собирать первую свежую крапиву, и стала пить ежедневно по три чашки крапивного чая в смеси со шведским горьким бальзамом. Она пишет: »Ровно через 14 дней мой свищ на щеке зажил, боли полностью прошли. И до сего дня все хорошо (28-го февраля 1979 года)«.

Я всегда с радостью слышу о том, что люди испытали на себе целебную силу крапивы. Так, одна женщина недавно написала мне, что она месяцами ежедневно пила чай из крапивы. И она не только избавилась от усталости и чувства изнеможения, но и вылечила гноившуюся **мозоль**, которая вызывала боли во всей ноге, и на лечение которой у нее не было лишнего времени. Также исчез и **ногтевой грибок**, а ведь ей предлагали хирургическое удаление ногтя. Она на это не решалась. Вот так действует добрая, очищающая кровь и кроветворная крапива, о которой не так часто вспоминают. Одна женщина написала мне, что она с помощью крапивы избавилась от **экземы**, мучившей ее долгие годы. Такие письма – светлые лучики в моей жизни. Они свидетельствуют о том, что целебные травы всегда надежно помогают.

Однажды ко мне пришел пожилой человек. Он чуть ли не плакал. Три года назад он переболел гриппом. С тех пор у него коричневатая моча, и его мучают **головные боли**. Ему не помогали ни таблетки, ни инъекции. И даже наоборот – головные боли настолько усилились, что он был близок к самоубийству. Я обнадежила его, посоветовав принимать крапиву. В течение дня он должен был выпивать по 2,5 л чая из крапивы, распределив приемы поровну. Через четыре дня он позвонил мне и сказал, что головные боли полностью прошли. Немного позднее он сообщил мне, что чувствует себя лучше, чем до перенесенной болезни. Используйте свежую, молодую крапиву, особенно весной, и вы **очистите свой зашлакованный организм**! Вас приятно удивит её благотворное воздействие.

Одна монахиня последовала моим советам и была поражена результатами. Раздражения – **пятна** в области живота и поясницы, сильно **чесавшиеся**, вскоре исчезли после приема чая из крапивы и соблюдения диеты у страдающих заболеванием печени. Еще в одном таком случае крапива помогла очень быстро.

Вот цитата из одного письма из Деллаха в Каринтии: »Да вознаградит Вас Господь за неоценимую помощь Вашими советами. За те 19 лет, что я болею, я лечилась во многих неврологических клиниках Австрии. Ни один врач не мог сказать, что со мной, не говоря уж о том, что ничто не помогало. Я неделю пила крапиву, и, словно чудо произошло, болезнь ушла, будто ее никогда и не было«. Упомянутые факты показывают, как быстро может помочь траволечение. Конечно, одна выпитая чашка может и не помочь. В тяжелых случаях приходится выпивать глотками в течение дня минимум два литра.

Одна деловая женщина рассказывала мне, что и в путешествия, и на экскурсии, и в деловые поездки она берет с собой термос с чаем из крапивы. Он не только утоляет жажду, но и **снимает усталость**.

Еще одно особое напоминание: при **ишиасе, радикулите** и **воспалениях нервов** на руках и ногах можно *слегка* проводить свежей крапивой по больным местам. Например, при ишиасе медленно проводят свежим растением от лодыжки по внешней стороне ноги до бедра, а оттуда по внутренней стороне ноги вниз до пятки. Это нужно повторить дважды и, наконец, провести крапивой от бедра вверх, в сторону через ягодицу. Так действуют и тогда, когда боль в другом месте. После этого кожу можно припудрить.

Разве не нужно благодарить Господа за его милость, за то, что мы имеем такое растение? В нашей быстротекущей жизни люди равнодушно проходят мимо него, но охотно прибегают к обезболивающим таблеткам и принимают их в огромных количествах. Но по-настоящему помочь могут только наши добрые и, к сожалению, забытые травы.

И наконец, я хотела бы рассказать об одном факте, который произвел на меня очень большое впечатление. В нашем маленьком городе я познакомилась с одной старой женщиной, которая рассказала мне, что врач обнаружил у нее в желудке **разросшуюся раковую опухоль.** Из-за возраста она не могла решиться на операцию. И тут кто-то посоветовал ей попить чай из крапивы. Она ежедневно ходила в сад, где вдоль забора росла крапива, и каждый день приносила пучок крапивы домой. Когда она через некоторое время пришла к врачу, он спросил: »Вы все-таки оперировались? Но я не вижу шва«. Опухоль исчезла, и старая женщина смогла вести образ жизни здорового человека. Но доводить дело до опухоли не стоит. И этого никогда не случится, если мы крапиве будем не только отдавать должное, но и периодически использовать ее чудодейственную силу в виде чая.

Еще один добрый совет: начинайте лечение крапивой прямо сегодня. Сухую крапиву можно купить в любой аптеке. Введите снова в свой дом целебные травы. Вооружитесь уже весной ножницами и рукавицами и идите на природу. Вы получите большое удовольствие, собирая крапиву собственноручно под ясным небом. Свежесобранная крапива наиболее эффективна. Не мешает подумать и о том, чтобы сделать запасы на зиму. Для этого лучше собрать майскую крапиву. Радуйтесь, что для своего здоровья вы что-то можете сделать сами!

Один мой читатель из Вестфалии пишет: »Мой сосед использует крапиву и для уничтожения вредителей в саду. Он кладет много крапивы на 300 литров воды и долго настаивает ее. Затем этой жидкостью он несколько раз поливает растения, обходясь без химии. Все вредители исчезают!«

Если вас интересует успешное использование крапивы в других случаях, то вы можете прочитать об этом в брошюре »Успехи Марии Трэбэн в лечении растениями«, уже упоминавшейся нами.

С другой стороны, многие хозяева опрыскивают крапиву, растущую на чистых опушках леса и на лугах вдали от транспортных магистралей, гербицидами, так что вредные для человека яды попадают и в нетронутые уголки леса. Но такие люди не думают о том, что они тем самым уничтожают и птиц, и полезных насекомых. Многие крестьяне просто не находят времени, чтобы набрать себе крапивы. Настолько же мы стали слепыми!

Способы применения — Крапива

Чай: 1 ч. л. (с верхом) на ¼ л воды, заварить кипятком, дать настояться.

Настойка: корни, выкопанные весной или осенью, хорошо промываются со щеткой, мелко режутся и насыпаются в бутылку до горлышка. Все заливают 38-40° водкой и настаивают 14 дней в теплом месте.

Ножные ванны: на каждую ванну берут две горсти хорошо промытых (со щеткой) кор ней свежей крапивы, стеблей и листьев, заливают на ночь пятью литрами холодной воды. На следующий день доводят до кипения. Ноги держать в этой воде 20 минут. Ванна такой температуры, какую только терпят ноги. Крапиву не отцеживают, тогда эту воду можно, подогрев, использовать еще 2-3 раза.

Мытье головы: 8-10 полных горстей свежей или сушеной крапивы подогреваются в пяти литрах воды на небольшом огне. Пять минут настоять. Можно использовать и корни. Тогда две полных горсти залить на ночь холодной водой, на следующий день довести до кипения и дать постоять 10 минут. Для мытья головы в этом случае использовать ядровое мыло.

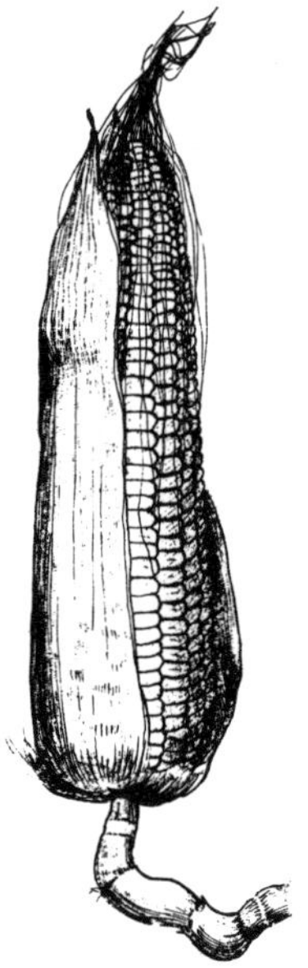

Кукуруза

Zea Mays

Совсем недавно выращивание кукурузы было очень широко распространено. Во время ее цветения из початка, закрытого бумагообразной оберткой, свешиваются нитеобразные пестики с раздвоенным рыльцем на конце. Их называют »кукурузные рыльца«. Это самая целебная часть растения. Цветет кукуруза в июле. Кукурузные рыльца срезают до опыления и быстро сушат в тени.

Если вам нужно надежное **мочегонное**, пейте заваренные кукурузные рыльца. Это, кстати, безвредное средство для **снижения веса** и избавления от **жировых отложений** (актуально для многих в нашем благополучном обществе). Если рыльца хорошенько не просушить, то они теряют свои мочегонные средства и становятся слабительным.

Чай из кукурузных рылец эффективен при заболеваниях мочевыводящей системы с **камнеобразованием**, при **водянке сердца** и **отеках**, при **воспалении почек (нефрите), катаральном цистите, подагре** и **ревматизме.** Их можно применять и от **ночного недержания** мочи у детей и стариков, а также при **почечной колике**. При всех этих заболеваниях каждые 2-3 часа принимать 1 ст. л. этого чая.

Способы применения — Кукуруза

Чай: 1 чайную ложку (с верхом) кукурузных рылец заварить на ¼ литра кипятка. Немного настоять, не подслащивать.

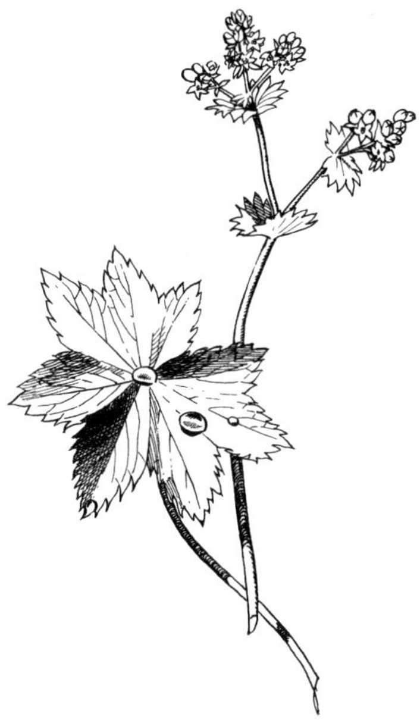

Манжетка

Alchemilla vulgaris

Эта травка растет по опушкам лесов и вдоль дорог, на склонах и на пойменных лугах, а также в горных местностях. Растение имеет семи- или девятиугольные листья, расположенные полукругом, с крепким, не очень высоким стеблем, невзрачными желто-зелеными цветками, которые можно видеть с апреля по июнь, иногда и позднее. В некоторых местностях к празднику »Тела Христова« из этой травки плетут венки, чтобы украсить Спасителя. Листья манжетки иногда лежат на земле, и утром в середине листочков можно видеть капельки росы, сверкающие как жемчуг. На высоте свыше тысячи метров можно встретить эту травку серебристого цвета; она чаще всего растет на известковых и каменистых почвах. В период цветения берут все растение, позднее – только листья, которые сушат на чердаке. С христианских времен это растение посвящается Деве Марии.

Не только потому, что оно помогает при **нарушении менструального цикла**, при **белях, осложнениях в гениталиях**, при **недомоганиях в климактерический период**, но и в **переходном возрасте** (в сочетании с тысячелистником). В случаях, когда у молодых девушек **месячные**, несмотря на медикаментозное лечение, не начинаются, манжетка вместе с тысячелистником (берутся поровну) может все привести в норму. Манжетка оказывает вяжущее действие, быстро оздоровляет. Ее применяют как **мочегонное** и **укрепляющее сердце** средство, при **раневой лихорадке, гноящихся ранах** и **запущенных язвах.** Если вам удалили зуб, чай из манжетки – одно из лучших средств. После многочисленных полосканий рана затягивается в течение одного дня. Манжетка помогает при слабости в мышцах конечностей и при малокровии.

Она очень хорошо помогает женщинам в **послеродовой период (при разрывах)**, при **ослаблении мышц гениталий** при трудных родах, во **избежание выкидыша**, для **укрепления мышц матки**. Начиная с третьего месяца беременности женщины должны пить чай из манжетки. Это средство от всех женских болезней, оно помогает даже при **выпадении матки** и **паховой грыже,** если его принимать вместе с травой »пастушья сумка«. В этом случае нужно пить по глоточку в течение дня 4 чашки такого чая. Его готовят по возможности из свежесобранной травы. Кроме того, больные места растирают настойкой пастушьей сумки (см. »Способы применения« в разделе »Пастушья сумка«); при **выпадении матки** начинают с наружного втирания, от промежности вверх. В этом случае дополнительно применяются сидячие ванны с тысячелистником — 100 г травы на ванну; три ванны в неделю, так как воду после ванны, подогрев, можно использовать еще два раза.

Наши предки использовали манжетку для **лечения ран** кроме того внутрь и наружно от **эпилепсии** и **грыжи.**

Вот цитата из одной очень старой книги о травах: »Если у человека грыжа (млад и стар), нужно взять две пригоршни (4 горсти) травы манжетки и кипятить ее столько же времени, сколько варится яйцо вкрутую, и пить этот отвар«.

В сегодняшней медицине растение снова занимает свое законное место. Швейцарский пастор Кюнцле подчеркивает: »Две трети всех чисто женских операций оказались бы ненужными, если бы женщины начинали заблаговременно (своевременно) и в течение продолжительного периода лечиться этой травой. Она ведь лечит все **воспаления в гениталиях,** избавляет от **температуры, гангрены, нагноения, опухолей** и **грыжи**. Каждая женщина после родов должна пить 8-10 дней эту траву в больших количествах; многие младенцы не потеряли бы своих матерей, многие вдовцы не стали бы вдовцами, если бы они знали о траве, которую нам даровал Господь. При наружном применении этой травы, раздавив ее и наложив на больное место, лечат раны, в том числе колотые и резаные. Дети, которые, несмотря на хорошее питание, имеют **слабые мышцы**, становятся крепкими, принимая чай, сделанный из этой травы«.

Манжетку, которая растет на склонах гор и в предгорьях, в народе называют серебристая манжетка, поскольку снизу ее листочки отливают серебром. Ее применяют при **ожирении**. Эта трава очень хорошо действует, если пить по 2-3 чашки этого чая ежедневно. Положительно она действует и при **нарушениях сна**; **диабетики** также должны часто прибегать к ее помощи. **Ослабленные дети** становятся крепче, если их купать, добавляя отвар манжетки или лучше серебристой манжетки. На ванну надо 200 г травы (см. »Общие сведения«, раздел »Ванны«). В сочетании с пастушьей сумкой манжетка помогает при таких болезнях, как **атрофия мышц, тяжелые неизлечимые заболевания мышц.** Это ценное растение используют также при **рассеянном склерозе.**

Из Бургенланда мне сообщили, что при приеме этого растения внутрь и при обмываниях области сердца очень быстро наступают значительные улучшения при **тяжелых поражениях сердечной мышцы**.

Так наш Создатель в *милости своей* послал нам травку от каждой болезни; как мы должны благодарить ЕГО за это!

Способы применения — Манжетка

Чай: 1 ч. л. травы (с верхом) на ¼ л. кипятка, заварить, немного настоять.

Аппликации из травы: соответствующее количество травы немного вымыть, раздавить скалкой и наложить на больное место.

Добавка для ванны: на полную ванну берут 200 г высушенной или несколько пригоршней свежей травы, замачивают на ночь в ведре воды, на следующий день все подогревают и вливают в ванну (см. »Общие сведения«, раздел »Ванны«).

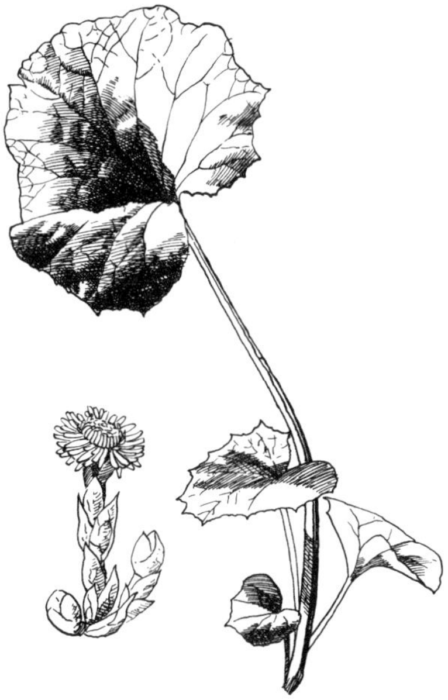

Мать-и-мачеха

Tussilago farfara

Еще не успели зазеленеть луга и склоны, еще не пушилась даже верба, первыми, не ожидая весны, появляются цветки мать-и-мачехи. На влажной почве, на голых склонах, на кучах щебня и мусора, на пустырях расцветают целые ковры мать-и-мачехи, растения, цветки которого поднимают свои головки задолго до появления листьев. На них пируют пчелы и насекомые.

Мать-и-мачеха растет на глинистых почвах, является, так сказать, характерным признаком таких почв. Это самые первые цветки, которые мы можем собрать на зиму. Их можно использовать как противовоспалительное средство при **бронхитах, катарах верхних дыхательных путей, бронхиальной астме** и **плеврите** и даже при начинающемся **туберкулезе легких,** так как они еще являются и отхаркивающим средством. При продолжительном **кашле** и мучительной **хрипоте** мать-и-мачеху надо пить много раз в день в горячем виде и с медом.

Позднее, в мае, когда уже появляются листья, сверху зеленые, а с тыльной стороны серебристо-белые, с пушком, мы используем их из-за содержащегося в них витамина «С» как зелень для супа или как салат. После того как листья станут кладовой полезных веществ, собирают и их, чтобы при приготовлении чая использовать смесь цветков и листьев.

Мать-и-мачеху хвалят все, начиная с врачей-натуропатов древних времен до пастора Кнайппа. Свежие листья растения, вымытые и превращенные в кашицу, будучи наложены на грудь, помогают от всех тяжелых **заболеваний легких,** при **эризипелоиде (рожистых воспалениях), ссадинах** и **кровоподтеках** и даже при **бурситах.** Эффективность этих аппликаций из кашицы поразительна. Компрессы с концентрированным отваром мать-и-мачехи применяются при **скрофулезных язвах.** При **хронических бронхитах** с постоянными обострениями и с **удушающим кашлем** следует по нескольку раз в день дышать над распаренной мать-и-мачехой (цветы и листья). Значительное облегчение наступает очень быстро. Если у вас **отекают ноги,** нужно делать ванночки из отвара мать-и-мачехи.

Сироп, который можно приготовить из листьев мать-и-мачехи, наилучшим образом зарекомендовал себя при **заболеваниях легких, катарах дыхательных путей.** В глиняный горшок или стеклянную банку положить слоями листья мать-и-мачехи и сахара-сырца, дать осесть, затем добавлять еще того и другого, пока сосуд не наполнится. Затем этот сосуд накрыть несколькими слоями пергамента или целлофана, хорошо завязать и поставить в ямку где-нибудь в саду в надежном месте. Сверху надо положить дощечку и присыпать землей. Равномерное тепло будет способствовать процессу брожения. Через восемь недель сосуд надо выкопать, содержимое прокипятить один-два раза, дать остыть и разлить по небольшим бутылочкам с длинным горлышком. Это лучшее средство против зимних простуд и гриппа. Его принимают внутрь по чайной ложке.

При **астме, заболеваниях бронхов** и **осложнениях** у **курильщиков** отлично помогает свежий весенний сок мать-и-мачехи по две-три чайных ложки на чашку мясного бульона или теплого молока.

При **воспалении вен** можно приготовить из свежих размятых листьев и свежих сливок кашицу, которую накладывают на воспаленные места и не туго завязывают платком. При **боли в ушах** свежевыжатый сок, закапанный в ухо, тоже очень хорошо помогает.

Чай от кашля

Если вам нужно отхаркивающее средство, смешайте цветки и листья мать-и-мачехи, цветки коровяка, медуницу и листья подорожника ланцетовидного в равных частях. Две чайных ложки смеси заварите ¼ л. кипятка. Ежедневно принимайте по три чашки чая с медом в теплом виде, глотками.

Способы применения — Мать-и-мачеха

Чай: 1 чайную ложку (с верхом) цветков (позднее – цветков и листьев поровну) залить ¼ литра кипятка и дать немного настояться.

Аппликации: свежие листья растереть в кашицу и прикладывать к больному месту.

Ингаляции: 1 столовую ложку (с верхом) цветков и листьев заварить кипятком, накрыться полотенцем и вдыхать. Повторять несколько раз в течение дня.

Ножные ванны: две полных горсти листьев мать-и-мачехи заварить кипятком, немного настоять. Продолжительность ванны – 20 минут.

Свежий сок: вымытые листья отжать соковыжималкой.

Сироп и смесь для чая от кашля и охриплости: см. соотв. указания в тексте.

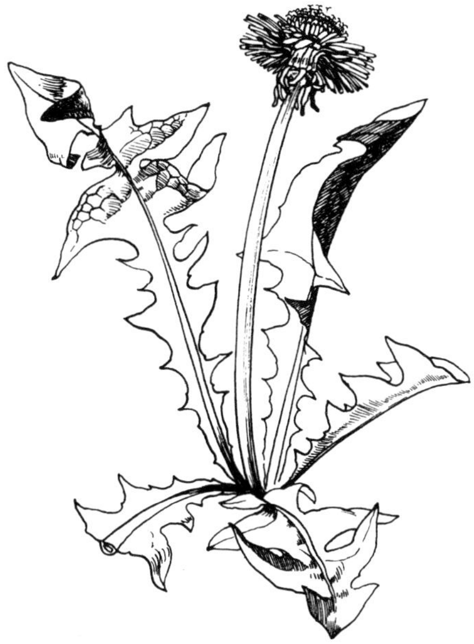

Одуванчик

Taraxacum officinale

Растение, которое на газонах воспринимается как надоедливый сорняк, для больных людей является ценной целебной травой. Одуванчик цветет в апреле-мае на опушках лесов, на лугах и везде, где растет трава. Это желтый ковер из цветов, который встречает нас каждую весну. Очень влажных мест растение избегает. Два исключительных качества отличают это растение: оно хорошо помогает при **заболеваниях желчных путей** и **печени**.

Листья собирают до цветения, корни – весной или осенью, стебли – во время цветения. Все растение является целебным. Я взяла себе за привычку ранней весной использовать все растение как салат или подавать к столу на ужин вместе с картофелем и с полукрутым яйцом. Лечившиеся вместе со мной в Югославии пациенты ежедневно наряду с другими салатами из зелени получали к столу мисочку одуванчика. Врач, известный специалист по заболеваниям печени, на мой вопрос по поводу салата из одуванчика сказал, что одуванчик оказывает самое благоприятное действие на печень. Сегодня-то я уже знаю, что ежедневное употребление от 5 до 6 свежих цветоножек в сыром виде при **хроническом воспалении печени (гепатите)** – это сильные боли, отдающие под правую лопатку, быстро приносит облегчение. Он помогает и при **сахарном диабете**. Надо съедать ежедневно до 10 цветоножек в период цветения одуванчика. Цветоножки вместе с цветками вымыть и только после этого оторвать головки, затем медленно жевать цветоножки. Правда, цветоножка сначала может показаться горьковатой; она хрустящая и сочная. Болезненные люди, постоянно чувствующие усталость, должны провести 14-дневный курс лечения цветоножками одуванчика. Они будут поражены великолепными результатами.

Но цветоножки помогают и в других случаях. Они снимают **раздражение кожи, высыпания, улучшают желудочный сок, очищают желудок, лечат лишай**. Свежие цветоножки могут безболезненно растворять **желчные камни**, они возбуждают **деятельность печени** и **желчного пузыря**. Наряду с минеральными солями одуванчик содержит важные целебные и другие полезные вещества, которые необходимы для **налаживания обмена веществ**. Как **кровоочищающее средство** помогает при **подагре** и **ревматизме**; приходят в норму **увеличившиеся железки**, если лечение цветоножками продолжать в течение трех-четырех недель. Так же успешно используется одуванчик и при лечении **желтухи** и **заболеваний селезенки**.

Свежие корни одуванчика и высушенные, заваренные и настоянные как чай, **очищают кровь, улучшают пищеварение, оказывают потогонное** и **мочегонное действие** и, кроме того, придают **бодрость.** Они **разжижают кровь** и являются великолепным средством для **уменьшения вязкости крови** (снижения **тромбоцитов**).

Во всех травниках рассказывается о том, как женщины используют в косметических целях отвары из трав и корней. Они обычно моют ими лицо и глаза и надеются таким образом »получить прекрасное лицо«. Это растение относится к разряду тех, что и зимой выбрасывают новые листочки.

Каждую весну я готовлю себе из цветков сироп из одуванчика, прекрасный на вкус и полезный для здоровья. Мой рождественский пряник готовится исключительно на этом сиропе. Моя мать однажды встретила женщину, несшую в фартуке цветки одуванчика. В ответ на вопрос, что же она из них делает, мы узнали рецепт бесценного **сиропа.** Чтобы вы могли им воспользоваться, я привожу его здесь:

Четыре полные горсти цветков одуванчика заливают холодной водой и доводят до кипения. Дают покипеть, снимают кастрюлю с плиты и оставляют так на всю ночь. На следующий день откинуть через сито (дуршлаг), дать стечь и хорошо отжать цветки обеими руками. В полученную жидкость всыпать 1 кг сахара-сырца и положить половинку лимона, нарезанного кружочками (можно без кожуры), для придания кисловатого вкуса. Чтобы сохранить витамины, нужно смесь держать на слабом огне, чтобы она не кипела, а выпаривалась. Раз или два массе надо дать остыть, чтобы получить нужную консистенцию. Она должна быть не слишком густой, чтобы не засахариться при хранении, и не жидкой, чтобы не забродить. Это должен быть настоящий густой, но льющийся сироп, который очень вкусен, если его намазать на булочку или на хлеб с маслом.

Однажды у нас работал столяр, я дала ему холодную закуску, в то время как вся семья лакомилась бутербродами с вкусным, только что приготовленным »медом«из одуванчика. Нашему столяру тоже захотелось его отведать. Будучи сам пчеловодом, он прямо не хотел верить, что этот »мед« я приготовила сама. Он был в восторге и сказал, что его почти нельзя отличить от настоящего. Я хотела бы еще заметить, что почечные больные не очень хорошо переносят кислоту, которая есть в натуральном меде, в то время как этот »мед« они переносят лучше.

Это великолепное целебное растение занимает в народной медицине значительное место. К сожалению, большинство населения его недооценивает и считает просто сорняком. В процессии во время праздника »Тела Христова« я обратила внимание на одного молодого парнишку, несшего хоругвь, его лицо было обезображено угрями. Я рассказала его матери об очищающих кровь свойствах крапивы и одуванчика. Его мать даже не знала, как выглядит одуванчик, хотя она никогда не была жительницей мегаполиса; она живет в нашем маленьком городке. Когда я ей подробно описала это растение, она сказала, что не станет пичкать своего сына какими-то там сорняками.

Способы применения — Одуванчик

Чай: 1 ч. л. (с верхом) корней залить на ночь ¼ л. холодной воды, на следующий день довести до кипения и процедить. Полученное количество чая пить за полчаса до и через полчаса после завтрака глотками.

Салат: из свежих корней и листьев (см. соответствующие места в тексте).

Стебель (цветоножка); ежедневно съедать 5-10 вымытых цветоножек, хорошо пережевывая их.

Приготовление сиропа: см. в тексте.

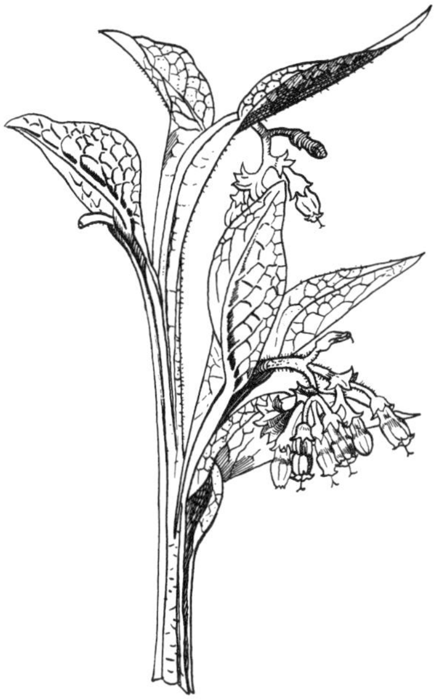

Окопник

Symphytum officinale

Это растение относится к лучшим лекарственным растениям, без которых просто не обойтись. Окопник растет на влажных открытых местах, на лесных опушках, в канавах с водой, по берегам водоемов. Его можно встретить также вдоль заборов, на мусорных отвалах. Он цветет все лето. Листья грубые, заостренные на концах. Корень многолетний, снаружи от темнокоричневого до черного, внутри он белый, немного в желтизну, толщиной с большой палец. Если его разрезать, то он слизистый и маслянистый. Окопник почти невозможно вырвать – такой у него глубокий корень. Корневища выкапывают ранней весной или осенью острой лопатой. Верхнюю часть растения собирают до и во время цветения.

Растирание, которое легко приготовить дома, обладает удивительной силой. Больные, годами страдающие от **ревматизма с опухшими суставами**, которых лечили всякими превосходными средствами, да все впустую, быстро получают облегчение от этого растирания. Одна женщина, которая уже почти ничего не могла делать правой рукой (плечевой сустав почти полностью утратил подвижность, и врач уже поставил диагноз »паралич«), стала по моему совету растирать плечевой сустав и плечо ежедневно. С каждым днем она чувствовала себя все лучше и лучше. В настоящее время сустав обрел нормальную подвижность, и женщина снова сама ведет хозяйство. Листья, заваренные как чай (из них готовят кашицу), тоже накладывают на ночь на конечности, утратившие подвижность; они хорошо помогают, если причиной страданий являются **перенапряжение конечности, вывих, растяжение, паралич**.

Тетя моего мужа была сбита мотоциклистом. Она поступила в больницу с переломом тазобедренного сустава. Ей сделали операцию (скрепили раздробленные кости спицей) и после окончания лечения выписали. Через год спицу надо было удалять. Но так как боли прошли, и она свободно могла ходить, она не явилась к врачу по прошествии года. И все, казалось, шло хорошо, пока однажды не начались вдруг сильные боли. Но вот спица удалена, а на ее месте обнаружено **нагноение**. С помощью уколов боли сняли, а нагноение осталось. В это время она и приехала к нам. Вид у нее был несчастный. Я могу без преувеличения сказать: прикладывание теплой кашицы из корня окопника, размолотого в муку, помогли за одну ночь. Уже на следующий день женщина могла лежать и сидеть, не испытывая болей. В продаже имеются мелконарезаные корни, но тетя догадалась досушить их дома и размолоть в порошок в кофемолке. Она делала такие процедуры (рецепт см. »Способы применения«) до тех пор, пока все не прошло.

Так же можно вылечить и **опухшие суставы** на руках и на ногах. Сейчас корень окопника в порошке продается во всех аптеках. Он помогает и при параличах. Прикладывание теплой кашицы из корней окопника приносит облегчение при **варикозном расширении вен (узлы), ревматических утолщениях мышц, подагрических узлах, опуханиях (отеках), болях в затылке, при болях в культе** и даже при **воспалении кожи на ногах.**

Из корней можно готовить чай, который применяют при **бронхите**, для лечения **желудочно-кишечного тракта,** при **желудочных кровотечениях** и **плевритах.** За день выпивают глотками 2-4 чашки. При **язве желудка** пьют чай из следующих трав:

Чай из смеси трав при язве желудка

100 г окопника, 50 г календулы, 50 г горца птичьего

И еще раз об окопнике. Обертывания (компрессы) окопником с успехом применяются при **внутренних и наружных ранах** всех видов, **кровоизлияниях, переломах костей, ушибах.**

Листья окопника с успехом применяются не только в виде аппликаций, но и как добавки к полным ваннам при **ревматических болях, подагре, ломоте в костях, нарушениях кровообращения и повреждении межпозвонковых дисков.** При **нарушении кровообращения в нижних конечностях, судорогах,** а также для восстановления функций конечностей после **переломов** применяются сидячие ванны.

Во многих местностях листья окопника запекают, окунув предварительно в тесто (кляр), тогда пользу от этого растения получает вся семья.

Способы применения — Окопник

Чай из корневищ: 2 ч. л. мелко изрезанного корня настоять в ¼ л. холодной воды, утром немного подогреть, отцедить. Пить глотками.

Чай из смеси трав (при опухоли в желудке): 1 ч. л. смеси на ¼ л. воды залить кипятком, настоять 3 минуты. Принимать в течение дня глотками в теплом виде (2-4 чашки).

Аппликации из кашицы: хорошо просушенный корень тонко смолоть, смешать с небольшим количеством растительного масла, размазать по небольшому кусочку ткани, наложить теплым на больное место и завязать.

Аппликации из свежих листьев: листья промыть, раскатать скалкой на доске, наложить на больное место и завязать.

Аппликации из ошпаренных листьев: листья заливаются кипятком и накладываются еще теплыми.

Добавка к полной ванне: 500 г свежих или сухих листьев замачиваются на ночь в 5 л. холодной воды. На следующий день все доводится до кипения. Жидкость добавляют в ванну (см. в разделе »Полные ванны«, общая часть).

Добавка к сидячей ванне: то же, что и для полной ванны, только берется 200 г листьев окопника.

Растирание: корни окопника тщательно промыть щеткой, мелко порезать, заполнить ими бутылку до горловины (туго не набивать), залить водкой или фруктовым вином, поставить на 14 дней на солнце или возле теплой плиты. Вино должно покрывать корни.

Мазь: от 4 до 6 свежих промытых корней (в зависимости от размера) слегка обжарить в свином нутряном сале, оставить на ночь, на следующий день подогреть, процедить через ткань и отжать. Сразу же разлить по маленьким баночкам и хранить в холодильнике. Мазь можно использовать вместо аппликаций из листьев (в виде кашицы). Для залечивания ран, как человека, так и животных — лучшее средство.

Вино на окопнике: 2-5 свежих вымытых корней мелко порезать и в 1 л. натурального белого вина настаивать в течение 5-6 недель. Прекрасное средство для лечения легких.

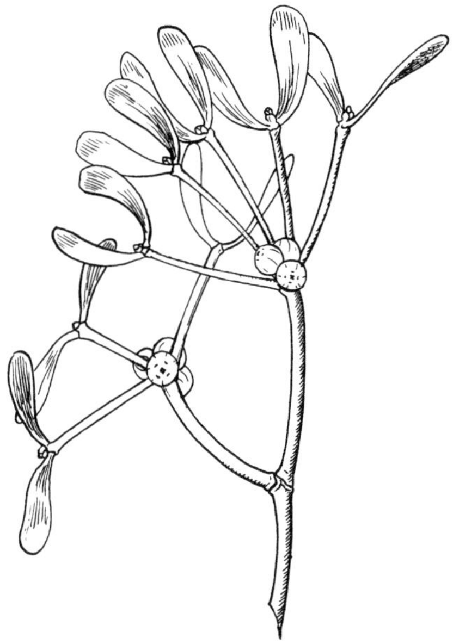

Омела

Viscum album

Кто не знает ее — паразитирующую на всех лиственных деревьях, елях и соснах, куда ее занесли насекомые. Без этого лекарственного растения мы себя просто не мыслим. Это образования шарообразной формы, растущие на растении-хозяине. Вечнозеленые кожистые листочки имеют желтовато-зеленый цвет. Ягода беловатая, внутри слизистая и клейкая. Птицы разносят клейкие семена, обтирая свой клюв о ветку, или выделяют не переварившиеся семечки с испражнениями. Только так семена попадают на деревья, ибо, если их положить в землю или в воду, они не взойдут.

Народные названия этого растения — а их много, позволяют сделать вывод, что омела была древнейшим целебным и волшебным растением наших предков. Это растение овеяно флером таинственности. Для друидов (жрецов древних кельтов) омела была священным растением, как средство от всех болезней, которое могло вылечить любой недуг. Священники срезали омелу золотыми ножичками и специальными »лезвиями-косами«, причем это действо сопровождалось торжественными церемониями. Все врачи-травники лечили ею **эпилепсию**, используя ее как самое эффективное и замечательное средством. Это ее старинное лечебное свойство признает и доктор Бон, работающий в водолечебнице по методу Кнайппа. Он рекомендует ее в наше время при **хронических судорогах** и при **истерии.**

Для заготовки на зиму и для сушки собирают листья и маленькие веточки (только с начала октября до середины декабря, а также в марте и апреле). Их измельчают. В другие месяцы омела не обладает целебной силой. Наибольшим лечебным эффектом обладает омела, живущая на дубах и тополях, а также на елях, соснах и фруктовых деревьях. Еще одно указание для сбора: в марте и апреле на омеле почти нет ягод – птицы склевывают их за зиму, поэтому при срезании листьев и стебельков меньше хлопот, так как собирание клейких ягод, которые бывают на омеле с октября по декабрь, само собой становится ненужным.

Меня часто спрашивают, почему я так хвалю омелу при всей ее ядовитости. Омела – листья и стебельки – совсем не ядовита, а вот ягоды, если их принимать внутрь, ядовиты. А если их смешать со свиным салом и приготовить мазь (см. »Способы применения«), то они очень хорошо помогают при **обморожениях.**

У одной женщины давно был обморожен нос. Зимой ей сложно было выходить из дома с ее красновато-синим носом. С каждым годом ей становилось все хуже. Я посоветовала ей накладывать на ночь на нос кашицу из ягод омелы. Пусть это звучит невероятно, но через несколько дней ее нос был в норме.

Омела оказывает превосходное лечебное воздействие на всю **систему желез**, поэтому она замечательное средство, **стимулирующее обмен веществ.** В то же время она прекрасно влияет на **поджелудочную железу**, так что при длительном лечении чаем из омелы отступает **сахарная болезнь.** Люди с **нарушенным обменом веществ** должны попробовать как минимум с полгода попить этот чай. Если **гормональная система** не в порядке, то омела вам поможет. В этом случае надо пить минимум две чашки чая в день – утром и вечером соответственно.

Омела превосходное средство и от **склероза**, незаменимое при **параличе**, которого и не будет, если вы регулярно пили такой чай. А если он случился, то нужно пить в течение шести недель по три чашки ежедневно, три недели по две чашки и две недели по одной чашке в день. Делается это так: первую чашку пьют до и после завтрака, вторую до и после обеда, третью до и после ужина, каждый раз примерно по половине.

Чай из омелы принимают и как **кровоостанавливающее средство.** Холодный чай втягивают в нос от **носовых кровотечений.** Внутрь принимают от **легочных кровотечений** и при **кишечных кровотечениях** при **тифе** или **дизентерии.**

Кроме того, омела – великолепное **сердечнососудистое средство.** Особенно при **тяжелых нарушениях кровообращения** рекомендуется прибегать к омеле. Однако она содержит вещества, которые нормализуют работу организма в целом. Омела **снижает повышенное давление** и **повышает пониженное**, благодаря чему сердце приходит в норму, сердечная деятельность улучшается. Все явления, сопровождающие аномальное давление крови, такие, как **приливы крови к голове, головокружения, шум в ушах и нарушения зрения,** снимаются. Омела благотворно действует на сердце, поэтому смело можно сказать, что она хороший помощник при всех **сердечнососудистых нарушениях.** В наше динамичное время нам просто необходимы такие средства помощи человеку.

Из моей корреспонденции становится ясно, что омела очень быстро помогает от **повышенного давления, сильных нарушений в системе кровообращения, нарушений ритма сердечных сокращений, головокружений, апатии.** Люди быстро поправляются и с радостью возвращаются к активной жизни. Если вы будете пить по три чашки настоя из омелы, приготовленного в холодной воде, по глотку в течение дня, то ваша сердечнососудистая система придет в норму, работоспособность повысится. Вообще-то следовало бы каждый год проводить шестинедельный курс лечения омелой: три недели пить ежедневно по три чашки, две недели по две и неделю по одной чашке. За эти три недели и сердце, и сосуды придут в норму, отдохнут. А чтобы это состояние

сделать стабильным, по чашке чая омелы хорошо бы попить ежедневно в течение года.
Один господин, живший в районе Майнца, много лет жаловался на **гипотонию**, иногда ему было настолько скверно (он мельник), что он не мог работать. Он лечился у известных врачей и в Германии, и в Швейцарии, но толку от этого было мало. К моим словам об омеле, которая нормализует давление, как высокое, так и низкое, он отнесся весьма скептически. Был апрель, и омелу можно было собирать, так как она была в этот период эффективна. Несколько месяцев спустя, когда я выступала с докладом в одном небольшом городке Верхней Австрии, я увидела своего мельника из окрестностей прекрасного Майнца, сидевшего в первом ряду и рассказывавшего слушателям, как ему удалось избавиться от пониженного давления с помощью чая из омелы.

Без этого чая не обойтись женщинам. Если кровообращение в порядке, то нет и **нарушений менструального цикла,** и с **маткой** все нормально (нет и **послеродовых кровотечений**), а если речь идет о **климактерическом периоде** с **сердцебиениями** и **пароксизмальной тахикардией, возбужденном состоянии, страхах** и **одышке,** то чай из омелы надо пить годами. Все жалобы исчезают, и женщина забывает о них. Свежий сок омелы избавляет женщин от **бесплодия**. Омела хорошо промывается и еще влажная пропускается через соковыжималку. Сок принимают по 25 капель в небольшом количестве воды натощак за полчаса до еды и вечером перед сном. Однако эти капли есть и в аптеках.

Некоторое время назад из Лондона пришло сообщение о том, что три группы исследователей независимо друг от друга пришли к выводу, что большой процент женщин, много лет принимавших лекарства от повышенного давления, заболевают раком молочной железы. Зачем подвергать себя такому риску, когда у нас есть превосходная омела?

В последнее время медики применяют омелу в качестве **профилактического средства** в борьбе с **раком**. Опыт все снова и снова показывает, что травы оказывают очищающее действие, **препятствуют возникновению болезней**. Воспользуйтесь этими помощниками человека, укрепляйте свое здоровье.

Способы применения — Омела

Чай: чай из омелы готовится только холодным способом. 1 ч. л. (с верхом) омелы заливают на ночь ¼ л. холодной воды, утром слегка подогревают и процеживают.
Настойка: продается в аптеках.
Свежий сок: свежие листья и стебли хорошо промыть и во влажном виде пропустить через соковыжималку.
Приготовление мази: свежие белые ягоды омелы смешать с холодным свиным салом (при обморожениях, наружное применение).

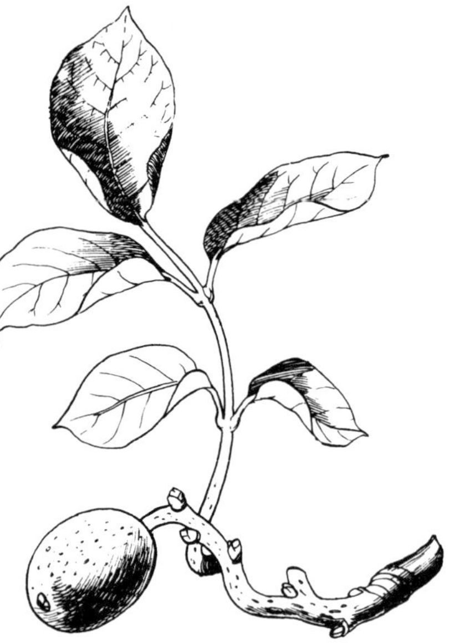

Орех грецкий

Juglans regia

Грецкий орех цветет в мае, еще до того, как раскроются листочки. Свежие листья собирают в июне, зеленые орехи – в середине июня, когда их можно еще легко проколоть, зеленые скорлупки – незадолго до созревания, до того как они станут коричневыми, а созревшие орехи – в сентябре.

Чай из листьев грецкого ореха хорош от **запоров** и **нарушений пищеварения**, при **отсутствии аппетита** и для **очищения крови**. Он хорош от **диабета** и от **желтухи**.

Отвар из этих листьев как добавка к ваннам очень хорош при **скрофулезе** и **рахите**, при **костоеде, при остеопорозе,** а также при **панарициях.** Если вы будете обмывать больные места этим чаем при **млечном струпе, парше головы и чесотке**, то положительный результат не заставит себя ждать!

Обмывания и ванны с этими добавками помогают при **угрях, гнойниках, потливости ног и белях, а полоскания – при запахе изо рта, заболеваниях десен, горла и гортани.**

Крепкий отвар из листьев грецкого ореха, если его добавить в ванну, лечит **обморожения**. Его можно использовать при **выпадении волос**, особенно если втирать в кожу головы. Хорош он и для борьбы с **педикулезом – вшами на голове**, которые опять стали появляться в последнее время. Свежие листья изгоняют и других нежелательных **насекомых.**

Из зеленых орехов, сорванных накануне дня Ивана Купалы (это примерно середина июня), хорошо приготовить превосходный ореховый спирт, которым лечат **желудок, печень, очищают кровь**, лечат **гнилостные процессы** в **кишечнике** и **вялость желудка**. Кроме того, это прекрасное средство для **разжижения крови** (снижения **тромбоцитов**).

Способы применения — Орех грецкий

Чай: 1 ч. л. (с верхом) мелко порезанных листочков заварить ¼ л. кипящей воды, немного дать настояться.

Добавка для ванн и обмываний: 100 г листьев для полной ванны, а для обмываний полную (с верхом) чайную ложку измельченных листьев на 1/4 л. воды. Для крепкого от вара берут двойное количество (см. »Общие сведения«, раздел »Полная ванна«).

Ореховый спирт: примерно 20 зеленых орехов разрезают каждый на 4 части и кладут в бутылку с широким горлом, заливают 1 литром водки так, чтобы она покрывала орехи на 2-3 пальца. Закупоренную бутылку оставляют на срок от 14 до 28 дней на солнце или в тепле. Затем процеживают и разливают по бутылкам. В зависимости от необходимости принимают по кофейной ложечке. Вы можете приготовить очень вкусный ореховый ликер, если добавите 2-3 шт. гвоздики (кулинарной), 1 шт. корицы, немного ванили и промытую кожуру от половины апельсина. Кроме того, надо взять на 1/4 литра воды 500 гр. сахара, прокипятить, остудить и влить в процеженный ореховый спирт.

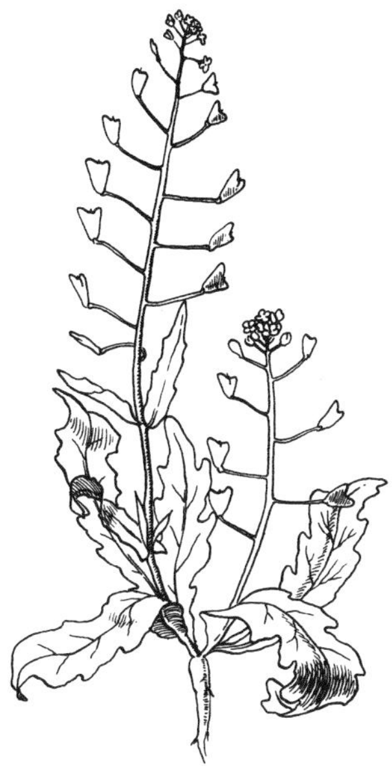

Пастушья сумка

Capsella bursa-pastoris

Эта ценная трава, растущая везде: вдоль дорог, на лугах, на пустырях, в канавах, по склонам, на полях и на огородах – всеми воспринимается как надоедливый сорняк. Где бы ни насыпали кучу земли, особенно при строительстве дома, уже чуть ли не на следующее утро там появляется пастушья сумка.

Ее листья с неравномерно расположенными зубцами образуют розетку, как у одуванчика. Стебель достигает 40 см в высоту. Время цветения – с марта по ноябрь. Крошечные грязновато-белые цветки образуют »зонтики«, которые превращаются в веточки с плодами: на тоненьких веточках висят сердцеобразные стручочки, кожистые на ощупь. Особенно любят это растение куры. Как только сойдет снег, тут же можно увидеть свежую и зеленую пастушью сумку.

Чай из пастушьей сумки, две-три чашки ежедневно, с большим успехом применяется при **кровотечениях, например из носа, или желудочных, кишечных, маточных.** Потрясающие результаты при **кровоточащих ранах.**

При **обильных менструальных кровотечениях** принимают ежедневно по две чашки такого чая (одна чайная ложка травы с верхом) за 8-10 дней до начала менструального периода. Этот чай хорош и в **пубертатном периоде** для налаживания цикла. Каждая женщина в **климактерическом периоде** также должна в течение четырех недель ежедневно пить две чашки чая, потом пропустив три недели, следует повторить цикл.

При кровоточащем **геморрое** необходимы мини-клизмы, сидячие ванны или обмывания тепловатым отваром пастушьей сумки. Кормящие матери с **набухшими грудями** могут распарить пастушью сумку, завернуть в ткань и положить на молочные железы. При **почечном кровотечении** следует пить ежедневно по две чашки из смеси пастушьей сумки и полевого хвоща, взятых поровну.

Пастушья сумка, как и омела, является целебной травой, налаживающей **кровообращение**. Она рекомендуется как при **повышенном**, так и при **пониженном давлении крови**. В противоположность омеле, которую настаивают в течение ночи в холодной воде, чай из пастушьей сумки заваривается кипятком. Принимают по две чашки чая ежедневно, пока не нормализуется давление. Как и омела, пастушья сумка оказывает хорошее лечебное действие и при **маточном кровотечении**. Этот чай пьют не очень долго.

При **мышечных заболеваниях** она особенно эффективна. Интересно, что ни в одной современной книге о лекарственных растениях об этом нет нужных сведений.

Несколько лет назад один пожилой мужчина подарил мне чудесную старую книгу о травах с уникальными гравюрами и рисунками. Но, как часто бывает, когда день с утра до вечера заполнен делами, я только раз пролистала ее. Но однажды в полночь, будто кто-то разбудил меня. Меня пронзила мысль: »Вот уже полгода как книга у тебя, а ты еще ни разу не занялась ею серьезно!« Я встала, сна как не бывало, и удобно устроилась с книгой в руках в гостиной. Раскрыла ее, и сразу на глаза попались строчки: »Если при слабости членов и атрофии мышц ничто уже не помогает, то возьмите траву пастушья сумка, мелко порежьте, залейте водкой и настаивайте десять дней около печки или на солнце, втирайте ежедневно по нескольку раз в день; внутрь принимать по четыре чашки чая из манжетки«. Как будто какая-то сила подняла меня с постели ради этих строк. Затем я закрыла книгу, положила ее на место, легла в постель и вскоре заснула. Через несколько дней мне позвонили из Вены: »Не можете ли вы мне помочь? Мне 52 года, я медсестра, уже два года как вынуждена была уйти на пенсию. Я абсолютно беспомощна из-за **атрофии мышц**!« После того как я дала ей этот рецепт и она через три недели приехала ко мне здоровая в Грискирхен, я узнала, что в тот самый день, когда ночью я принялась читать старую книгу о травах, она ездила в Сан-Дамиано, в Италию, поклониться Божьей Матери. На обратном пути в автобусе один господин рекомендовал ей обратиться ко мне. Вскоре она настолько окрепла, что смогла возобновить свою работу медсестры.

Еще один звонок, на этот раз из Штайра, Верхняя Австрия: »Мне 62 года. Из-за **ослабления мышц сфинктера** в прошлом году у меня было **выпадение кишки**, и я перенесла операцию. В этом году осенью все повторилось. День и ночь от пупка к обоим бедрам беспрерывные боли, как будто меня пилой пилят. В больнице врачи отказались от повторной операции, сказав, что это бесполезно«. Я сразу подумала о пастушьей сумке, посоветовала ей пить четыре чашки чая из манжетки ежедневно для укрепления мускулатуру, а наружно втирать настойку пастушьей сумки. Кроме того, рекомендовала еще по 10 капель этой настойки три раза капать в чай из манжетки. В те 10 дней, что были нужны для приготовления настойки из пастушьей сумки, я посоветовала ей делать аппликацию из шведского горького бальзама. Вы не можете представить себе мое удивление, когда, позвонив ей через некоторое время, я узнала, что она выздоровела. Выпадение кишки прекратилось, мускулы сфинктера функционировали нормально, мучительные боли отступили уже на второй день после начала лечения. Так как по телефону я от удивления не могла выдавить из себя ни слова, через два дня она сама явилась ко мне, чтобы поделиться своей радостью. Как же помогают травы из аптеки, дарованной нам Господом Богом! Кто ещё может совершать такие чудеса? Это только его Милость, Господа нашего!

Одна женщина из Нижней Австрии из-под Карлштайна пишет: »После одного Вашего доклада я просила у Вас совета по поводу **паховой грыжи**. Она была около 10 см. длиной, от трех до четырех сантиметров высотой и шириной. Пока настаивалась пастушья сумка, я делала аппликации из шведского горького бальзама, затем начала смазывать это место настойкой пастушьей сумки и ежедневно пила по четыре чашки чая из манжетки в течение шести недель. Занимаясь крестьянским трудом – а было как раз время сбора урожая, я не могла себя щадить, я надевала на время пояс-трусы. Через 12 дней лечения от грыжи не осталось и следа, но еще остались, а еще через два месяца исчезли и боли. От грыжи мне удалось избавиться без операции«. Ныне покойный главный врач доктор Эрих Рёлинг, возглавлявший в то время биологический санаторий в Миттенвальде возле Гармиша (Верхняя Бавария), был очень поражен, когда однажды, гостя у меня, прочитал это письмо. Он полагал, что с медицинской точки зрения от грыжи можно избавиться только путем оперативного вмешательства.

Четыре чашки чая из манжетки ежедневно внутрь и наружные растирания настойкой пастушьей сумки помогают и при **выпадении матки**. (Втирать надо начиная от промежности и вверх во всю нижнюю часть живота.) Я особенно подчеркиваю, что настойку необходимо готовить из свежей травы »пастушья сумка«. При тяжелых заболеваниях мускулатуры наверняка и быстро помогает только свежая трава.

Способы применения — Пастушья сумка

Чай: 1 ч. л. (с верхом) на 1/4 л. воды, заварить, дать настояться.
Сидячие ванны: см. »Общие сведения«, раздел »Сидячие ванны«.
Припарки: две полные горсти пастушьей сумки, лучше свежей, положить в ситечко и подержать над паром. Распаренную траву завернуть в ткань и положить на больное место.
Настойка: свежую траву - листья, стебель и цветки вместе с »сумочками«, мелко порезать, наполнить ею до горлышка бутылку, не набивая плотно, залить 38-40° водкой так, чтобы покрыть траву, настаивать в течение 14 дней на солнце или в теплом месте.

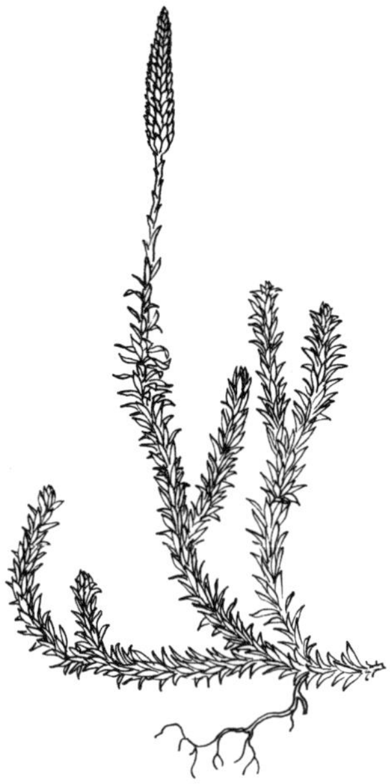

Плаун

Lycopodium clavatum

Похожее на мох вечнозеленое растение, стелющееся в лесу длинными (до одного-двух метров) плетями, с тонкими нежными корнями. Из этих плетей растут стебельки, нежные, мягкие, густо покрытые листочками. Четырехлетнее растение цветет летом, образуя желтоватые конусы, заполненные пыльцой. Его используют в гомеопатии для лечения потертостей на коже, например от обуви.

Плаун – это лекарственное растение, содержащее радий. Его легко отличить от других мхов по его оригинальным конусообразным желтоватым »цветам«. Плаун можно встретить только в северной части горного леса и на его опушках начиная с высоты 600 метров над уровнем моря. После вырубки леса растение начинает желтеть и, в конце концов, совсем исчезает, так как теряет свою жизненную силу под прямыми лучами солнца.

В Австрии и Германии плаун строго охраняется, поэтому я рекомендую приобретать его в аптеках, которые получают его из северных стран, так что хорошее качество гарантируется.

Плаун рекомендуется больным **подагрой** и **ревматизмом**, даже при деформации сустава, а также страдающим **хроническими запорами** и **геморроем**. Те, у кого поносы, должны проявлять большую осторожность при приеме такого чая. Плаун никогда не кипятят, а только заваривают кипятком. Кроме того, этот чай применяют при заболевании **мочеполовых органов**, при **болях** и **затвердениях яичек**, при **почечных коликах, песке в почках.** При **воспалительных заболеваниях печени**, при **разрастании соединительной ткани в печени**, даже если оно является злокачественным, плаун просто необходим. Выздоравливающим он позволяет быстро встать на ноги.

Мужа одной моей пожилой знакомой годами мучила по ночам **одышка**, его лечили от сердечной астмы. Ему становилось все хуже и хуже, пока он однажды снова не обратился к врачу, который сказал: »Если вы немедленно не бросите работу, через восемь дней вы умрете«. Его поместили в больницу в Грискирхене. От его жены я узнала, что у него был **цирроз печени** в последней стадии. Цирроз печени обычно сопровождается одышкой по ночам. Через некоторое время больной был выписан из больницы как безнадежный. По моему совету его жена стала давать ему плаун, который вскоре помог ему. Разве это не чудо, что больной, годами страдавший одышкой по ночам, после первой же чашки чая из плауна избавился от нее?

Если кто-то из ваших знакомых страдает циррозом печени и даже если его считают уже безнадежным, подайте ему надежду, порекомендуйте ему наш плаун, В натуропатии плаун считается очень важным средством. Даже если человек страдает злокачественным заболеванием печени, его можно вернуть к жизни с помощью плауна.

Во время одного группового посещения леса в Верхней Австрии, предпринятым мной с учебной целью, я сумела обратить внимание одного из моих спутников, фитобиолога Бруно Вайнмайстера, на плаун как на эффективное средство лечения цирроза и рака печени. В свою очередь он рассказал мне следующее: будучи студентом, он отправился с друзьями в горы. По дороге он нашел в горном сосняке плеть плауна, которой он лихо украсил свою шляпу. У одного из его товарищей, когда они уже были наверху, **судорогой стало сводить ногу**, да так сильно, что нога до самого колена оказалась как бы вывернутой. Друзья пытались помочь ему, но, увы, тщетно. Хозяин горного приюта, где они остановились, принес водки, ею долго растирали ногу, но все безрезультатно. Тогда, видимо, чисто интуитивно, молодой Вайнмайстер снял со своей шляпы плеть плауна и обвил им скрюченную ногу друга снизу до верха. Нога мгновенно стала нормальной. Он думал, что это случайность, что судороги могли пройти и без плауна. На обратном пути он нарвал для своей квартирной хозяйки, которая страдала **судорогами икроножных мышц**, немного плауна. Плаун принес и ей облегчение. Прошли годы, доктор Вайнмайстер говорил об этом с одним врачом-специалистом и от него узнал, что плаун содержит радий. С тех пор было вылечено много случаев **судорог** в **стопе** и **икроножной мышце**.

Одна моя знакомая была направлена в больницу, так как не могла мочиться. Из-за этого у нее сильно отекло плечо. Она выписалась из больницы без улучшения. К счастью, у меня дома был плаун, так как моя 86-летняя свекровь лечилась в это время от судорог в икроножной мышце. Я считала, что у моей знакомой **спазмы мочевого пузыря**. Это подтвердилось, когда я положила ей мешочек с плауном на область мочевого пузыря, так как через две минуты спазм прошел. Этот мешочек она носила еще несколько дней в области мочевого пузыря; отеки на плече постепенно прошли.

Я сама годами страдала от **высокого давления**. Чаще всего это бывает из-за гиперфункции почки. Я решила положить на ночь мешочек с плауном на область почек. На следующий день мое давление снизилось с 200 на 165. С тех пор я время от времени прикладываю себе мешочек со свежим плауном на эту область.

При **судорогах в икроножной мышце** плаун надо завернуть в кусочек ткани и обвязать вокруг икры. Можно, правда, еще делать ножные ванны; при **спазмах мочевого пузыря** можно делать сидячие ванны (см. »Общие сведения«, »Сидячие ванны«, с. 11).

После **ранений на войне и при несчастных случаях** остаются шрамы, которые могут вызывать судороги. У одного инвалида войны на спине был шрам, в который можно было вложить целую руку. Этот шрам был постоянным источником судорог, в результате чего все его тело покрывалось потом. Боли отдавали даже в голову. Через 30 лет мучений он смог освободиться от них благодаря подушечкам с плауном и ваннами с этой травой.

Пыльцу плауна можно получить в аптеках, она помогает быстрому заживлению ран у тяжелобольных, страдающих от **пролежней**. Открытые раны надо очень тщательно присыпать пыльцой. Нередко больной испытывает облегчение уже после первого раза. (Более подробно об успешном лечении плауном можно прочитать в книге »Успехи Марии Трэбэн в лечении травами«.)

Когда вот так долго и тщательно занимаешься травами и видишь результаты, граничащие почти с чудом, невольно начинаешь думать, что Создатель просто кладет все это прямо к нашим ногам. К сожалению, многие только спотыкаются об это богатство и не чувствуют всемогущества небес.

Способы применения — Плаун

Приготовление чая: чайную ложку (без верха) плауна заварить 1/4 л. кипятка, дать немного постоять. Пить только по одной чашке в день по утрам натощак за полчаса до еды по глоточку. При циррозе печени и злокачественном заболевании печени нужно пить ежедневно две чашки.

Подушечка с плауном: сухого плауна берут 100 или 200 г (в зависимости от размеров места, поражаемого судорогами) и заполняют им мешочек, который кладут на ночь на больное место. Эта подушечка сохраняет свою эффективность в течение года.

Сидячая ванна: см. »Общие сведения«, с.11.

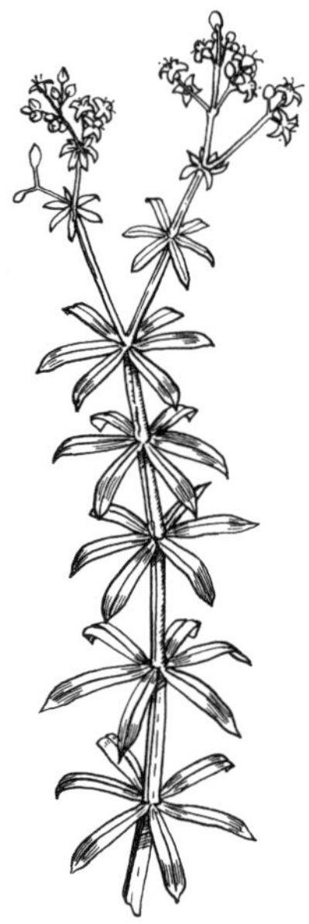

Подмаренник

Galium verum

Существует множество разновидностей: так называемый, **Galium aparine**, растущий на пашнях, лугах, вдоль изгородей и потому уничтожаемый крестьянами с помощью гербицидов. Он достигает высоты от 60 до 160 см, имеет лапчатые прилистники, зонтичные зеленовато-белые соцветия на длинных ножках. На его стебле есть жесткие волоски, позволяющие ему прикрепляться к окружающим его предметам, поэтому его еще называют »вьющийся подмаренник«.

Истинный подмаренник (Galium verum) чаще встречается в возвышенных местах, растет прямо, достигает высоты от 30 до 60 см, имеет золотисто-желтые цветы с сильным медовым запахом. Заготавливают цветущее растение в июле.

Белый подмаренник (Galium mollugo) имеет желтовато-белые нежные цветы, похож на траву »качим метельчатый«, перекати-поле, имеет терпкий, слегка медовый запах. Его можно встретить вдоль дорог, на откосах; в период цветения он стелется по земле, не стоит. По своим целебным свойствам все эти виды подмаренника примерно одинаковы в зависимости от того, где они растут. И применяются тоже одинаково.

Это целебное растение, встречающееся в изобилии, почти забыто. Но именно ему, когда кругом все чаще свирепствует рак, следует уделить особое внимание. И здесь я хочу подчеркнуть, что свежее растение значительно эффективнее и в тяжелых случаях необходимо лечить только свежими растениями. Даже зимой в местах, свободных от снега, можно найти молодые побеги подмаренника под старой травой.

Чай из него очищает **почки, печень, поджелудочную железу** и **селезенку** от всего нездорового. У кого не в порядке **система лимфатических желез**, тот должен пить этот чай ежедневно. Он эффективен и от **белокровия, малокровия, водянки** и **покалываний в боку**. Наружно этот чай очень быстро помогает при **кожных заболеваниях, ранах, фурункулах** и **угрях**. Если умываться теплым чаем, то разглаживается **увядшая кожа лица**. Очень хорошо помогает и свежевыжатый сок, если его ежедневно наносить на больное место и потом давать обсохнуть.

Народная медицина рекомендует подмаренник и при **эпилепсии, истерии, хорее, нервных расстройствах, задержке мочи**, а также при **камнях и песке**. Если у вас **зоб**, хорошо помогает чай, если целый день очень настойчиво полоскать горло. Одна женщина сообщила мне, что она избавилась не только от самого зоба, но и вообще вылечила **щитовидную железу**.

Я подружилась с одной супружеской четой, они живут в Вене (в Мёдлинге), и встречаюсь с ними каждый год в одной водолечебнице. Когда мы встретились в 1979 году, я сразу обратила внимание, что у женщины **зоб**. Операции она боялась, Я посоветовала ей подмаренник. Его надо заварить и в теплом виде полоскать горло (как можно глубже) возможно чаще. В феврале 1980 года мы встретились снова там же, и надо же – у нее уже не было никакого зоба. Она была счастлива этим и рассказывала, что муж приносил ей свежий подмаренник; сначала она чувствовала, что зоб стал уменьшаться, затем он исчез совсем.

В последнее время все чаще встречается **паралич голосовых связок**. Мне начинает казаться, что это вирусное заболевание. Полоскания горла и промывания подмаренником помогают довольно быстро. Швейцарский пастор доктор Кюнцле считает его эффективным лекарством при **тяжелейших заболеваниях почек** и их **нагноениях**, даже когда все другие лекарства не помогают. Он особенно эффективен, если его смешать в равных частях с лесным золотарником и желтой ясноткой. В этом случае эффект проявляется очень быстро, иногда уже через 14 дней. Трава только заливается кипятком. Первая порция – полчашки – принимается натощак за 30 минут до еды, остальное выпивается в течение дня глотками. В тяжелых случаях за день необходимо принять четыре чашки.

В древнейшие времена подмаренник очень высоко ценили женщины с **нездоровой маткой**. Его подкладывали им в постель в самый трудный час в их жизни, чтобы облегчить роды. О чем упоминают и в связи с Девой Марией. »В качестве подстилки из соломы нашей дорогой жене« приняла ее наша Богоматерь для своего священного ложа. Другие утверждают, что она положила ее как мягкую подстилку младенцу Христу в колыбель. А силезская легенда гласит, что Пресвятая Дева взяла потому подстилку из этой травы по той причине, что эту траву ослы не едят. Это и на самом деле так. Ослы и свиньи не едят подмаренник.

Пастор Кюнцле рассказывает в своих работах об одном 45-летнем мужчине, у которого было **тяжелое заболевание почек**. В конце концов, одну почку ему пришлось удалить. Вторая почка тоже была с нагноением и не могла работать правильно. Тогда он начал лечение подмаренником. Он пил ежедневно по четыре чашки вышеупомянутой смеси. Он очень часто пил по глотку и поправился. Эту же смесь применяют при **сморщивании почки** и других тяжелых **заболеваниях почек**.

В то время, когда известный австрийский фитобиолог Рихард Вилльфорт в своей книге »Здоровье благодаря целебным травам« указывает на то, что полоскание и употребление внутрь чая из подмаренника является великолепным средством от рака языка, как и свежий сок со сливочным маслом помогает при раковых язвах всех разновидностей и от злокачественных заболеваний кожи, пишет Доктор Генрих Нойталер в своей »Книге трав« о подмареннике следующее: »Подмаренник с белыми цветками во многих местностях еще и сегодня рекомендуется от рака, это безобразие, с которым нужно решительно бороться.«

Поэтому, мои дорогие читатели, я хотела бы представить на ваш суд мой собственный опыт лечения подмаренником. Лет 10 назад я узнала о том, что один зубной врач из Линца болен раком языка. После операции он сильно похудел, и ему надо было ехать в Вену на облучение. Я посоветовала ему полоскания чаем из подмаренника. Через неделю я узнала, что облучения в Вене ему уже не нужны и что больной постепенно поправляется. Вскоре он был здоров.

Несколько позже я узнала о 28-летней женщине, которая также страдала **раком языка**. Ей посоветовали проконсультироваться у одного врача из Каринтии. Он пообещал ей, что за пять лет он ее вылечит полностью, и дал ей чай из трав, который она мне как-то показала. Я определила, что это был чай из подмаренника. Чтобы избавить ее от дорогостоящих поездок в Каринтию и от других расходов, я показала ей, где и как растет подмаренник, чтобы она сама могла его себе заготовить. Вскоре она излечилась от этой беспощадной болезни.

Еще один пример: был конец марта, когда одна молодая женщина из Вены мне рассказала, что ее 63-летняя мать тяжело больна раком и ей предстоит вторая операция, которая назначена на 19 апреля. У пациентки, собственно говоря, полгода назад на **гортани** появилась **раковая опухоль**. Тогда врач совершил ошибку. Опухоль он диагностировал как зоб, что и послужило якобы поводом для первой операции. Шесть месяцев все шло хорошо. Но вдруг в левой руке появились сильные боли, не утихавшие ни днем, ни ночью. Кисть распухла и потеряла чувствительность, так что она не могла держать даже листа бумаги. Чтобы облегчить боли, ее лечащий врач, делавший ей первую операцию, предложил вторую, которая, как уже говорилось, должна была состояться 19 апреля. Во время нее он хотел ей пересечь нервные окончания между шеей и ключицей, чтобы избавить ее хотя бы от самой сильной боли. Другого способа помочь этой женщине медицина не знает, полагал он. Я же посоветовала больной пить чай из подмаренника и им же полоскать горло. Кроме того, я порекомендовала ей чай, замедляющий развитие рака:

Чай замедляющий развитие рака

300 г календулы, 100 г тысячелистника и, 100 г крапивы
Полтора литра в день, каждые 20 минут по глотку.

и растирание мазью из подмаренника. Можете ли вы представить себе мою радость, когда я узнала, что боли прекратились уже на четвертый день?! К 19 апреля кисть обрела чувствительность, и она могла шевелить ею. Врач был заметно удивлен, когда дочь больной попросила его не делать вторую операцию. Сильное впечатление на него произвел ее искренний рассказ о лечении травами. Он сказал: »Ваша мама должна все это продолжить!« Некоторое время спустя, как мне рассказали, дела у этой женщины уже шли блестяще, она уже управлялась с хозяйством в своей большой семье из шести человек.

При лечении злокачественных язв излечение также возможно. За последнее время увеличилось количество заболеваний кожи. Внешне это темные, с резкими границами, с шершавой поверхностью пятна. Можно предполагать, что речь здесь идет об инфекционном заболевании. В этом случае лечение свежим соком подмаренника и мазью календулы проходит с успехом. Очищающий кровь чай из календулы, крапивы и тысячелистника надо принимать обязательно.

У одной женщины из Верхней Австрии был какой-то **узелок** на нёбе и сильные боли во рту. После полосканий в течение четырех дней прошли и боли, и узелок.

Утверждение о том, что применение чая из подмаренника при таких заболеваниях – бессмысленно, конечно, несерьезно. Больше того, помогают ведь не только травы, это всемогущество Господа Бога, которое проявляется через травы. В конце концов, на все воля Божья!

Способы применения - Подмаренник

Чай: 1 ч. л. (с верхом) подмаренника заварить ¼ л. кипятка, дать немного настояться.

Свежий сок: свежая трава подмаренника хорошо промывается и еще влажной пропускается через соковыжималку.

Приготовление мази: свежий сок смешать со сливочным маслом комнатной температуры. Хранить в холодильнике.

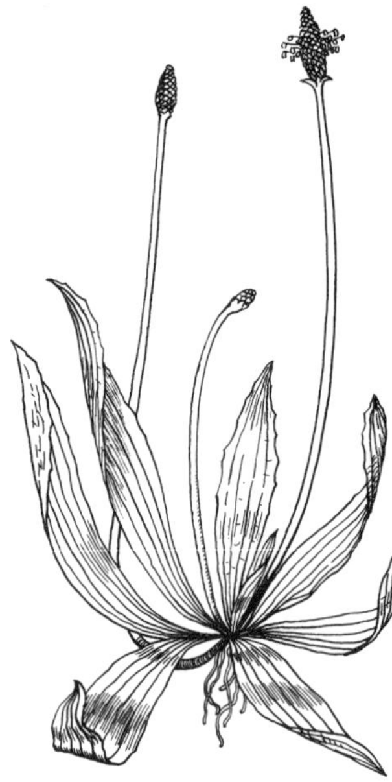

Подорожник ланцетовидный

Plantago lanceolata

Из великого множества лечебных трав мне хочется поведать об одной траве, которая, как и раньше, очень широко распространена и до сих пор пользуется доброй славой. Последний слог верхнедревненемецкого слова »wege-rich« соответствует сербскому »reix« что близко к латинскому »rex« = König (король). Подорожник царил на дорогах с древних времен на благо людей. В одной англосаксонской молитве о здравии, в которой обращаются к девяти растениям (эта молитва была найдена в рукописи, предположительно XI века), обращаются и к подорожнику:

»О, подорожник, трав прародитель, открытый Востоку, могучий внутри:
По тебе громыхают телеги, по тебе скакали женщины,
по тебе скакали невесты, по тебе проносились быки.
Ты выдержал всю эту тяжесть и всему ты противостоял.
Силу свою примени против яда, против заразы и недуга,
спешащих по этой земле!«

Сегодня, как и в те времена, недоброе проносится по земле и нам нужны целебные травы, как этот ценнейший подорожник, о котором пишется во всех травниках. Он противостоит всему худому. Родственник ланцетовидного подорожника – **подорожник большой** (Plantago major) ни в чем ему не уступает и применяется точно так же. И тот и другой растут на всех дорогах и межах, в канавах и на влажных пустырях. Произрастает он повсюду.

В первую очередь подорожник применяют при **заболевании дыхательных путей**, как **отхаркивающее, при кашле, коклюше и легочной астме**, и даже при **туберкулезе легких**. Швейцарский пастор Кюнцле – натуропат и большой знаток целительных свойств наших растений, пишет: »Применяется подорожник всех разновидностей целиком – с корнем, листьями, цветками и стеблем и семенами. Как никакое другое растение, он очищает кровь, легкие и желудок и поэтому хорош для людей малокровных, у кого **плохая кровь, слабые легкие** и **почки**, кто **бледен**, у кого **высыпания на коже, экзема**, кто вечно покашливает, всегда **охрипший**, худой, как хворостина, даже если его кормить как на убой. Подорожник помогает окрепнуть **слабым детишкам**, когда, как говорят, не в коня корм, когда они отстают в своем физическом развитии«.

Я сама сумела помочь кое-кому при **легочной и бронхиальной астме** подорожником в смеси с чабрецом (поровну) (см. »Способы применения«). Такой чай можно рекомендовать при **болезнях печени** и **желчного пузыря**. При **бронхите, легочной** и **бронхиальной астме** такой чай дает великолепные результаты, если его приготовить следующим образом: чашку холодной воды с кружочком лимона (если выжмете, то без кожуры) и с одной кофейной ложечкой (с верхом) коричневого сахара-сырца довести до кипения, дать вскипеть четыре-пять раз, снять с огня и только после этого бросить туда одну чайную ложку травяной смеси, дать постоять не более полминуты. При тяжелом прохождении болезни чай готовят по четыре-пять раз в день. Пьют глотками настолько горячим, насколько это можно выдержать.

Как упоминается в старинных травниках, семена подорожника помогают от **камней**, если ежедневно принимать по 8 г. семян. Кроме того, еще пьют чай из подорожника. Сироп из подорожника ланцетовидного очищает кровь от всех шлаков и вредных веществ. Его можно использовать как настоящее лекарство, если перед каждой едой принимать по одной столовой ложке (детям – по одной чайной ложке). О приготовлении сиропа смотрите »Способы применения«!

Крестьяне хорошо знают, что подорожник с древнейших времен является прекрасным **ранозаживляющим** средством. Когда один крестьянин сильно поранился на поле, он взял лист подорожника, размял его пальцами и наложил на рану. Несмотря на то, что листок он не вымыл, никакого воспаления раны не последовало. Свежий растертый листик подорожника помогает при **ссадинах, порезах, укусах ос,** даже при **укусах бешеных собак,** ядовитых животных и **змей,** в последнем случае – как неотложная помощь, когда рядом нет врача. В одном старинном травнике написано: »Если жабу укусит паук, она спешит к подорожнику, он ей обязательно поможет«.

Если растертые руками листики подорожника смешать с солью и положить на горло, проходит **зоб**. Если листик подорожника положить в ботинок, то пройдет **водяная мозоль**. Любая **злокачественная опухоль** проходит, если ее обрабатывать свежими растертыми листьями подорожника. Они помогают и при **злокачественных заболеваниях желез**, если эти листья растертыми наложить на соответствующие места. В этом случае очень хорошо приготовить свежий майоран на оливковом масле (в экстренных случаях можно и сушеный майоран). Майоран насыпают в бутылку, заливают оливковым маслом и оставляют на 10 дней в теплом месте. Полученное майорановое масло наносят на больные железки, поверх накладывают размятые листья подорожника и завязывают. Улучшение наступает быстро.

Во время одного доклада при приходской церкви в Линце я упомянула, что размятые листья подорожника затянут любую рану, будь она даже десятилетней давности. Когда полгода спустя я выступала в Линце, слово попросила одна женщина: »Я усомнилась в возможности излечения старой открытой раны, когда вы об этом говорили. У моей соседки **на ноге** 17 лет была **открытая рана**, поэтому она уже равно не выходила из дому. Я на следующий же день принесла ей подорожник и, сделав все так, как вы говорили, положила ей на рану. Я беру свои сомнения назад: к всеобщему нашему изумлению, рана довольно быстро затянулась и за прошедшие пять месяцев больше не открывалась«.

Еще один пример: у одного инвалида войны с протезом ноги из-за продолжительной жары летом появились **язвы на культе**, их никак не могли залечить ни мазями, ни облучениями, ни уколами. После наложения листиков подорожника все зажило за одну ночь, и он смог вернуться к своей обычной работе.

Я сама себе помогла свежим соком подорожника. Несколько лет назад мой тогда еще годовалый внук, когда я несла его на руках, из озорства укусил меня за щеку немного повыше уголка

рта. Этот **укус** беспокоил меня несколько дней. Я мазала это место несколько дней концентратом сока подорожника. Я опасалась, что через несколько дней там образуется злокачественное уплотнение. В конце апреля мы с мужем были на одном заседании во Фрайштадте. Как-то случайно я нащупала на укушенном месте **плотный узелок** величиной с горошину, который образовался, видимо, за ночь. Я сразу же набрала на лугу листьев подорожника, размяла их пальцами и несколько раз в течение дня орошала это место соком. К вечеру уплотнение еще оставалось, а к утру, к нашей общей радости, от него не осталось и следа. Так что не сочтите за преувеличение утверждение пастора Кнайппа, считающего, что против каждого заболевания есть своя трава. Чем больше я углубляюсь в траволечение, тем больше удивляюсь. Многие ежегодно умирают в муках от раковых опухолей, хотя против этого есть травы. Насколько здоровее и жизнерадостны были бы мы, если бы мы больше интересовались целебными травами. Для непосвященного это так, только сорняки. Начните интересоваться травами, и вы постепенно избавитесь от многих болезней.

Эти мои строки должны внушить мужество и надежду многим пожилым, кто страдает от **незаживающих язв** и **ран на ногах**. Они скоро закроются, если вы полечите их подорожником. Возраст не играет при этом никакой роли. Если вокруг ран отечность, следует обмывать их просвирником, настоянном в холодной воде, или отваром полевого хвоща. Края раны после ванны надо помазать мазью календулы (см. »Календула«, »Способы применения«). Очень рекомендуются листья подорожника и при **тромбозах**.

Эти примеры ясно показывают: когда врачи отказываются от пациента, тогда надо прибегнуть к аптеке, дарованной нам Богом.

Способы применения — Подорожник

Чай: 1 ч. л. (с верхом) листьев на ¼ л. кипятка, только заварить, дать немного постоять.

Чай из смеси трав: 1 ч. л. (с верхом) смеси листьев подорожника и чабреца поровну за варить ¼ л. кипятка (см. текст).

Накладывание свежих листьев: листья вымыть, раздавить на доске скалкой до получе ния кашицеобразной массы и наложить на больное место.

Сироп № 1: четыре полных горсти вымытых листьев подорожника пропустить через мя сорубку, в полученную кашицу добавить немного воды, чтобы лучше растворились 300 г сахара-сырца и 250 г пчелиного меда. На слабом огне при постоянном помешивании варить, пока не загустеет. Массу в горячем виде разливают по банкам и хранят в холодильнике.

Сироп № 2: вымытые листья кладут в стеклянную банку слоями, пересыпая сахаром-сырцом, набивают банку плотно. Масса осядет. На следующий день опять доверху заполнить ее. В защищенном месте в саду вырыть ямку и поставить в нее банку, закрытую тремя-четырьмя слоями пергамента. Поверх кладут доску и придавливают все камнем. Потом все это засыпать землей, при этом доска и камень должны быть видны. Благодаря равномерному теплу в земле содержимое превращается в сироп. Месяца через три банку вынимают, жидкость отделяют с помощью соковыжималки (не через ткань), дают один раз хорошо вскипеть и разливают по сосудам с притер той пробкой (с плотно закрывающимися крышками). Для кого этот способ непри емлем, тот может оставить стеклянную банку на солнце или около плиты до тех пор, пока внизу не появится сироп. Но этот сироп тоже надо хорошо прокипятить.

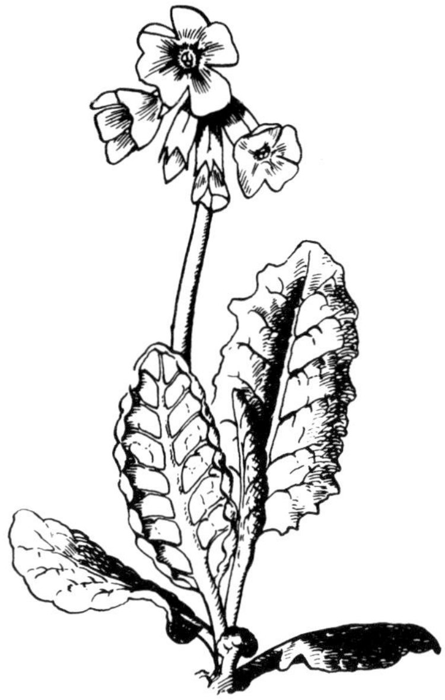

Примула

Primula veris

Золотисто-желтые цветки этого растения распространяют вокруг себя медовый приятный запах, они образуют гроздь, сидящую на 10-20-сантиметровом стебле, поднимающемся из розетки листьев. Ее называют еще »**настоящая примула**«. Она встречается преимущественно на горных лугах, на опушках леса, на холмах и в предгорьях Альп.

Распространенная по всему миру »**высокая примула**« (primula elatior), растущая на всех лугах, опушках, в кустарниках, несет на своем высоком стебельке светло-желтую гроздь цветков, которые почти не пахнут. По своей лечебной силе она равна »настоящей примуле« и применяется так же.

Третья разновидность - это Primula auricula, **аврикула** – альпийское растение. К нему надо относиться бережно, не срывать его, поскольку оно строго охраняется государством.

Однажды в гостях сосед по столу рассказал мне, что он лечится в Галлшпахе и это его последняя надежда. Но лечение подходило к концу, а результатов не было, и он был в отчаянии. Несмотря на сильные снотворные, он почти не спал. Врачи-невропатологи в Линце и Вене не смогли ему помочь. Когда вечером он усталый валился с ног, он не мог заснуть, у него болела плюсна (средняя часть ступни) так, словно об нее тушили окурок. Он измучился и душевно, и физически и был в отчаянии. Я знала прекрасное средство от **бессонницы**. Но не была уверена, что оно сможет помочь, поскольку он долгое время принимал сильнейшие снотворные. Он попробовал. Мы познакомились 7 декабря 1976 года. Через 7 дней я пришла к его друзьям, где мне прямо с порога с радостью сообщили, что наш общий друг, наконец, снова обрел сон. Одновременно прошли и боли в ноге. Чай из травы быстро вернул ему здоровье, сняв все нервные нарушения. Его лечащий врач потом просил у него рецепт этого **снотворного чая**:

Чайная смесь от бессонницы

50 г (примулы первоцвета)
25 г цветков лаванды
10 г зверобоя
15 г шишечек хмеля
5 г корня валерианы

1 ч. л. (с верхом) этой смеси заливается ¼ л. кипятка, настоять 3 минуты. Чай пьют очень теплым, глотками перед сном. Можно подсластить медом.

Этот чай нужно предпочесть всем химическим снотворным. Химические снотворные разрушают нервную систему, в то время как чай устраняет все вредное для нервной системы.

Моя мать каждую весну собирала примулу, так как она знала, насколько успокаивающе она действует на **сердце** и **нервную систему**. Срывают всю верхнюю гроздь цветков. Пастор Кнайпп был горячим сторонником примулы. На одной картине он изображен с цветком примулы в руке. Благодаря своему **кровоочистительному свойству** примула выводит все вредные вещества, которые приводят к **подагре** и **ревматизму**. Пастор Кнайпп говорит: »Если у кого есть склонность к заболеваниям суставов (он имеет в виду ревматизм и подагру), то нужно продолжительное время пить по две чашки в день чая из примулы. Сильные боли утихнут, а со временем и совсем пройдут«.

Чай из примулы – это и отличное средство для укрепления нервов и сердца, он унимает **мигрень** и **головную боль на нервной почве,** великолепное средство при воспалении **сердечной мышцы** (миокардите), **водянке** и **предрасположенности к инсульту.** Отвар корней с медом – это почечный чай, который помогает избавиться от камней в мочевом пузыре.

Рекомендую такой **весенний чай для очищения крови:**

Весенний чай очищающий кровь

50 г цветков примулы
15 г листьев крапивы
50 г молодых побегов бузины
15 г корней одуванчика

Надо взять 1 ч. л. смеси трав, заварить ¼ л. кипящей воды, дать 3 минуты настояться. В течении дня надо выпить глотками две чашки, если хочется, подсластить медом. (Под побегами понимаются только что раскрывшиеся весной молодые почки.)

Отличным средством при **заболеваниях сердца** является вино из цветков примулы, которое можно приготовить самим весной. Двухлитровую бутыль надо заполнить гроздьями примулы до самого горлышка (не набивая) и залить экологически чистым белым вином. Цветки должны быть полностью покрыты вином. Бутыль, слегка прикрыв пробкой, оставить на 14 дней на солнце. При **жалобах на сердце** можно в случае необходимости выпить глоток такого вина, сердечные больные могут принимать до 3 ст. л. в течение дня.

Способы применения — Примула

Чай: 1 ч. л. (с верхом) травы на ¼ л. кипятку, заварить, немного дать постоять.
Вино для сердца: приготовление и применение см. в тексте.
Снотворный чай: смесь и применение см. в тексте.
Весенний чай (очищающий кровь): смесь и применение см. в тексте.

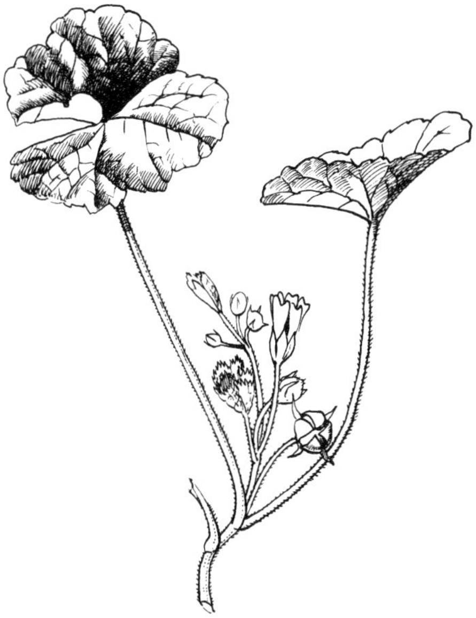

Просвирник, Мальва

Malva neglecta

Есть просвирник с мелкими цветками, он растет у заборов, вдоль дорог, на кирпичных развалинах и кучах мусора, но обязательно вблизи жилья. Если вы найдете его далеко от жилья, это значит лишь то, что раньше оно здесь было. **Просвирник крупноцветный** *(Malva grandifolia)* и другие его разновидности обычно можно найти в садах и на огородах. И у тех, и у других в цветах, листьях и стеблях содержатся слизистые и дубильные вещества. Просвирник с мелкими цветками – слегка стелющееся растение. Его стебель возле корня очень жесткий. Его листья на длинных ножках – закругленно-зубчатые; цветы мелкие, от лиловых до бледно-розовых; его плоды, имеющие круглую форму, похожи на головку сыра, отсюда и название »Käsepappel«. В сельской местности, наверное, нет детей, которые не ели бы или не играли бы с плодами этого растения. Цветки, стебли и листья заготавливают с июня по сентябрь. Так как высушенное растение теряет слизистые вещества, то его лучше использовать в свежем виде, однако и сухой просвирник обладает лечебными свойствами.

Прежде всего, это чай для лечения **воспаления слизистых** внутри организма – при **гастрите, воспалениях желчного пузыря, желудочно-кишечного тракта** и **полости рта**, а также **язвы желудка и кишечника**. При **воспалениях** просвирник можно использовать для заправки ячменного супа. Сначала нужно сварить ячмень, остудить и только потом заправлять просвирником.

Просвирник используется также для лечения **легких от обилия мокроты**, при **катаральном состоянии бронхов, кашле** и **сильной охриплости,** кроме того, при **воспалении горла и миндалин, при сухости во рту.** Чтобы не утратить слизистые вещества, траву замачивают на ночь в холодной воде. В течение дня пьют по 2-3 чашки в слегка подогретом виде глотками. Даже при упорной **эмфиземе легких**, которую считают неизлечимой и которая вызывает тяжелейшую одышку, просвирник очень хорошо помогает. Нужно пить минимум 3 чашки в день (см. выше), а на ночь надо делать компрессы (аппликации) из оставшихся после процеживания цветков и листьев на область бронхов и легких (в подогретом виде!).

Отлично зарекомендовали себя ванночки и примочки для глаз из слегка подогретого чая из просвирника, если (что бывает редко) наблюдается **высыхание слезной жидкости**, против чего больные, в общем-то, не знают, что делать.

Хорошее влияние оказывает умывание лица теплым чаем из просвирника, если на **лице аллергия.** Наружно применяют его также при **ранах, язвах, отеках на ногах** и **руках** после **пере-**

ломов или из-за **воспаления вен**. В этих случаях рекомендуются ванночки (см. »Способы применения«).

У меня накоплен определенный опыт с ванночками из просвирника. После перелома именно нога, испытывающая нагрузки и отекающая, хорошо реагирует на эти ванночки. По соседству с нами несколько лет назад жила одна женщина, перенесшая **перелом лодыжки**, у нее долго были осложнения на ноге, и однажды ей снова пришлось пойти в больницу. После больницы я встретила ее, она сильно хромала, нога отекала выше колена. Хотя она и ходила с палкой, она передвигалась с черепашьей скоростью. Мы с ней вместе набрали просвирника. На следующий день она начала делать ванночки. Без преувеличения скажу, что уже через неделю нога приобрела обычный вид и женщина ходила уже без палки. Так же было и у женщины с переломом в области лучезапястного сустава правой руки, который ее очень мучил. Покажите мне хозяйку и мать, которая может щадить свою правую руку?! Целыми ночами рука не давала ей покоя и длительное время отекала. Встретив ее однажды, я посоветовала ей эти ванночки. И в этом случае улучшение наступило очень скоро.

Если на **отекшей ноге незаживающая трофическая язва**, даже если у вас весьма преклонный возраст, от нее нужно избавляться. И здесь помогают ванночки из просвирника вкупе со свежими листьями подорожника. Их накладывают хорошо промытыми и еще влажными прямо на рану. Рана за ночь закроется и никогда больше не откроется, даже если она мучила вас 10 -15 лет или даже более. Если у вас такая рана, то последуйте моему совету — я говорю о свежих листьях подорожника. Вы удивитесь, как быстро закроется ваша рана, и вы не будете больше думать, читая эти строки: »Эта фрау Трэбэн что-то уж все слишком преувеличивает!« Я с уверенностью говорю об этом только потому, что за последнее время смогла накопить определенный опыт в этой области.

И вот я хочу рассказать вам одну историю, которая, как ни удивительна она может показаться на первый взгляд, все же соответствует действительности. Это поистине удивительно, на что способно это маленькое растение, льнущее к земле. Однажды я обедала в театральном казино в Линце. Ко мне подсела какая-то дама, от которой я узнала в процессе разговора, что она очень беспокоится за мужа, который из-за потери голоса не вылезает из больницы. Врачи уклоняются от ответов на ее вопросы, а она-то сама опасается рака гортани. »Не теряйте мужества, - сказала я. - Попробуйте целебные травы. У нас же есть просвирник, который помогает при воспалении гортани. Нужно полоскать горло много раз в день, а гущу от этого чая из просвирника, смешав с ячменной мукой, на ночь использовать как теплые обертывания«. Это было в один из вторников. Мы за столом обменялись адресами. В среду на следующей неделе эта дама позвонила мне из Линца: »Мой ангел-хранитель привел меня тогда за ваш стол. Моему мужу уже лучше. Мы сделали все так, как вы сказали. У меня дочь — врач, она работает в Вене. Я рассказала ей о своем намерении забрать отца из больницы и попробовать лечить травами. Она ответила: »Если это тебя успокоит, сделай так!« А потом я поговорила с нашим главврачом, который тоже сказал, что у него нет принципиальных возражений против трав. Так я забрала мужа домой, он полоскал горло, я делала ему теплые обертывания. Вот уже несколько дней, как к нему опять вернулся голос«. Еще через неделю она позвонила мне снова: »Моему мужу стало хорошо, он полон надежды, что вскоре сможет вернуться к педагогической деятельности. Еще я хотела вам передать, что его лечащий главврач сказал, что этой женщине надо дать золотой орден!«

Наш отважный просвирник прогоняет не только **воспаления гортани**, но и **злокачественные заболевания ее**. Для подобных случаев нужно в 2,5 л - это дневная норма - замочить траву (из расчета 1 ч. л. с верхом на каждые ¼ л. воды). Утром все это слегка подогревают и хранят в течение дня в термосе, который предварительно споласкивают горячей водой. В течение дня надо выпить 4 чашки глотками, остальное используют для полосканий. При **сухости во рту, зеве и в носу,** которая очень раздражает, помогают те же многократные полоскания. Ванночки и аппликации с этим чаем помогают и при **сухости в глазах.**

Просвирник, который селится возле жилья, начинает встречаться все реже. Желание избавиться от грязи и луж возле дома заставляет людей прокладывать вокруг дома бетонные дорожки или мостить их плиткой, отнимая место у просвирника. Так постепенно исчезает этот помощник человека, за которого мы даже не знаем, как и благодарить Бога.

Способы применения — Просвирник

Чай: только в холодной воде! 1 ч. л. (с верхом) травы на ¼ л. воды, оставить на ночь, утром слегка подогреть.

Ванны для ног и рук: две полные горсти травы замочить на ночь в 5 л. холодной воды. На следующий день подогреть до температуры, которую терпят руки или ноги. Ванна длится 20 минут, затем можно еще 2 раза подогревать и использовать для дальнейших ванн.

Аппликации: остатки травы после чая подогреть в небольшом количестве воды, сделать кашицу с ячменной мукой, намазать на ткань и обмотать чем-то теплым.

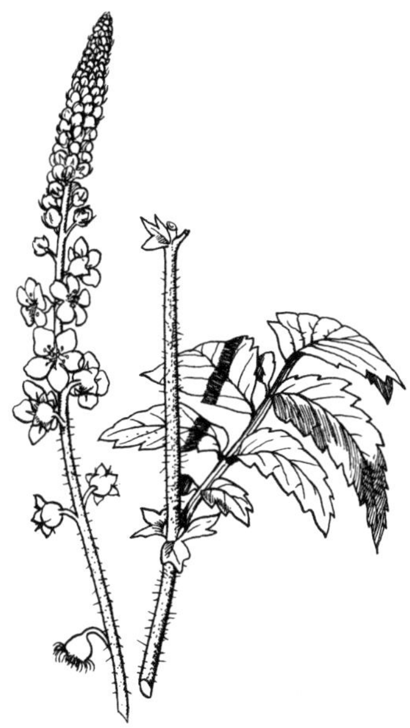

Репяшок

Agrimonia eupatoria

Одно только название репяшка »Königskraut« (королевская трава) намекает на то, с каким великолепным растением мы имеем дело. Оно растет в солнечных сухих местах, вдоль дорог, по опушкам лесов, на краях полей, по откосам, склонам холмов и на других высоких местах, в подлесках и на развалинах. Маленькие желтые цветы образуют кисти, как и у коровяка. Все растение покрыто белыми волосками, большие упругие листья достигают в длину 10 см. Само растение достигает 80 см в высоту и относится к тому же семейству, что и манжетка. Растение заготавливают во время цветения с июня по август. История этого целебного растения восходит к далеким временам. Оно было знакомо уже древним египтянам. Оно обладает целебной силой при лечении **воспалений полости рта и зева, при ангине, болезнях горла, афтозном стоматите.** Люди, которым много приходится говорить или петь, должны для профилактики полоскать горло этой травкой.

Ее листья оказывают благотворное действие и применяются при **малокровии, ранах, ревматизме, прострелe, при вялом желудке, при циррозе печени, уплотнениях печени и заболеваниях селезенки.** Можно принимать до двух чашек чая в день.

Каждому стоило бы раз-два в год принять ванну с репяшком (см. »Способы применения«), а **детям со скрофулезом** нужно ежедневно принимать такие ванны. Репяшок благодаря своим лечебным свойствам относится к лучшим целебным травам.

Доктор Ширбаум говорит: »Три раза в день по чашке такого чая в течение определенного периода позволяет вылечить **расширение сердца, желудка, кишечника и легких, а также расстройства почек и мочевого пузыря**«. При **расширении вен** и **язвах голени** лучше всего рекомендовать мазь из репяшка (см. »Способы применения«), она применяется, как и мазь из календулы. При болезнях печени используется следующий сбор:

Чайная смесь от от заболеваний печени

100 г репяшка,
100 г подмаренника и
100 г ясменника душистого.

Ежедневно натощак пить одну чашку и затем две чашки глотками в течение дня.

Способы применения — Репяшок

Чай: 1 ч. л. травы на ¼ л. кипятка, дать немного постоять.

Ванны из трав: 200 г травы на полную ванну (см. »Общие сведения«, раздел »Ванны«).

Сбор от заболеваний печени: репяшок, подмаренник и ясменник душистый заварить, дать немного постоять.

Приготовление мази: две полные горсти травы, мелко порезанной, (листья, цветки, стебли) на 250 г свиного сала (смотрите »Приготовление мазей« в разделе »Общие сведения«).

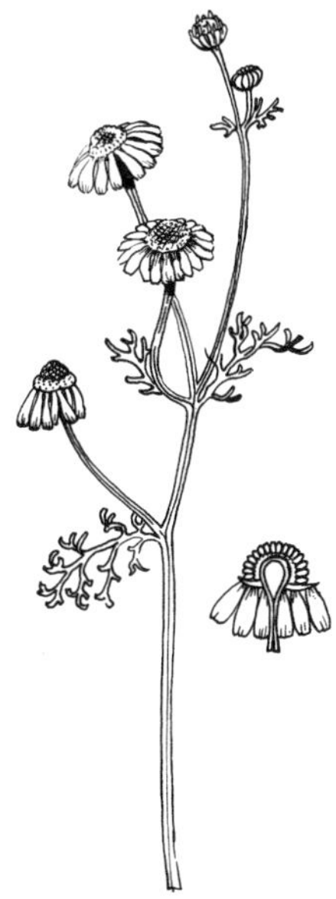

Ромашка

Matricaria chamomilla

Ее еще называют »настоящая ромашка«, »полевая ромашка«. Она имеет еще и ряд других названий. Ромашка растет на пашнях, глинистых почвах, лесных лужайках, на хлебных полях, в кукурузе, клевере, в свекле, на картофельных полях и по холмам. Нашу драгоценную ромашку постепенно уничтожают, обрабатывая угодья гербицидами и чрезмерным количеством искусственных удобрений. Ее особенно много бывает после снежной зимы и влажной весны. В отличие от дикой, у аптечной ромашки цветоложе полое, запах острый и приятный. Более подробного описания для этого всем хорошо известного растения, наверное, не требуется. Цветки заготавливают с мая по август, лучше всего в полдень, в солнечную погоду. Не будет преувеличением, если я назову ромашку цветком от всех болезней, особенно болезней маленьких детей. В любом случае ребенку можно дать чай из ромашки, особенно при **спазмах, судорогах** и **болях в животике**. Он помогает, когда **пучит**, когда **понос**, при **высыпаниях**, при **обилии слизи**, при **нарушении менструального цикла**, при **задержке** и **отсутствии месячных**, а также при других **жалобах в области тазовых органов**, при **бессоннице, воспалении придатков, при лихорадке, зубной боли,** когда **болят раны.**

Ромашка оказывает **потогонное, успокаивающее действие, снимает спазмы, дезинфицирует, действует противовоспалительно** при **любых воспалениях**, особенно **слизистых.** Кроме того, ее применяют в аппликациях и как промывание при **воспалении глаз**, при **воспалении конъюнктивы,** при **мокнущих** и **чешущихся высыпаниях на коже,** для **полоскания при зубной боли,** для **промывания ран**. Когда вы **раздражены**, полезно выпить чашку ромашкового чая, успокоение приходит тотчас же, и сердце еще не успеет пострадать от гнева. Очень рекомендуется сухая подогретая подушечка из ромашки в качестве тепла на больное место.

Успокаивающе действуют ванна из ромашки и обмывания, они оказывают самое благотворное влияние на нервную систему в целом. После тяжелой болезни и **истощения** вы очень быстро начнете себя хорошо чувствовать и обретете внутренний покой. Нельзя забывать о ромашке и как о косметическом средстве. Обмывайте раз в неделю лицо отваром ромашки, и вы увидите, как расцветет ваше лицо, как посвежеет кожа. Для **ухода за волосами**, особенно если вы блондинка, вам просто необходима ромашка – ваши волосы станут пышными и блестящими.

Ромашка содействует работе кишечника, не послабляя, что косвенным образом позволяет излечивать **геморрой**, который наружно можно также лечить ромашковой мазью. Такую мазь можно использовать и для **заживления ран. Насморк** и **гайморит** также излечиваются вдыханием паров ромашки. После такого лечения, естественно, надо побыть в тепле.

Ромашковое масло применялось еще в античные времена при **невралгиях** и **разрывах связок**. У древних египтян ромашка из-за ее противолихорадочных и противовоспалительных свойств считалась цветком Бога Солнца, ее название – Matricaria восходит к латинскому слову »mater« = мать. Ромашка – ее еще называли »трава матери« - Mutterkraut - использовалась очень широко матерями и женщинам вообще. В старинных травниках - »зельниках« упоминают о том, что ромашковое масло снимает **усталость** членов, а цветки ромашки, распаренные и положенные на **больной мочевой пузырь**, смягчают боли.

Швейцарский натуропат и знаток трав пастор Кюнцле рассказывает об одной деревенской женщине, которую называли »ромашковой ведьмой« и к которой обращались хворые со своими бедами; шести **тугоухим** она вернула слух, поджаривая морской лук (urginea maritima – есть в садоводствах) в ромашковом масле и часто закапывая теплое масло в ухо.

Эта »ромашковая ведьма« возвращала **неподвижным членам** их былую подвижность, растирая их ромашковым маслом. При **болях в глазах** она велела кипятить ромашку в молоке и класть в теплом виде на закрытые веки, вскоре глаза переставали болеть. А дальше доктор Кюнцле сообщает: »Один ткач мог спать только сидя. Иначе, по его мнению, он мог задохнуться. Знахарка посмотрела на него и сказала, что у него **плохо сходит моча**. Он подтвердил это. Она сразу велела ему пить вино, в котором сварили ромашку. Это была большая бутылка, из которой он должен был выпивать по одному стакану утром и вечером. Вышло невероятное количество мочи, сначала мутной, затем она стала светлеть, через восемь дней он был здоров«.

Способы применения — Ромашка

Чай: 1 ч. л. (с верхом) на ¼ л. кипятка. Только заварить, немного дать настояться.

Добавка к ваннам: для ванн берут ромашки четыре горсти. Для лица и мытья головы по одной горсти цветков ромашки, заваривают и дают постоять.

Аппликация: ¼ л. молока вскипятить, залить им 1 ст. л. (с верхом) ромашки, дать немного настояться, процедить, делать теплые аппликации, обертывания.

Паровая ванночка: 1 ст. л. ромашки (с верхом) заварить 1 л. кипящей воды, накрывшись полотенцем, вдыхать пары.

Подушечка с травой: льняной мешочек наполнить сушеной ромашкой и зашить. Подогреть на чистой сухой сковородке и прикладывать к больному месту.

Ромашковое масло: бутылочку наполнить цветками ромашки (не плотно), собранными в солнечное время, залить оливковым маслом. Масло должно покрывать цветки. Бутылку плотно закрыть и держать на солнце 14 дней. Хранить затем в холодильнике!

Мазь из ромашки: 250 г свиного жира распустить на огне, добавить две полных горсти свежих цветов ромашки, когда все вспенится, надо помешать, накрыть и поставить на всю ночь в холодное место. На следующий день еще раз немного разогреть и через льняную тряпочку отжать. Лучше всего это сделать так: льняную тряпочку положить в ситечко, повесить все это над воронкой и выжимать. Затем все хорошо перемешивается и разливается в чистые баночки.

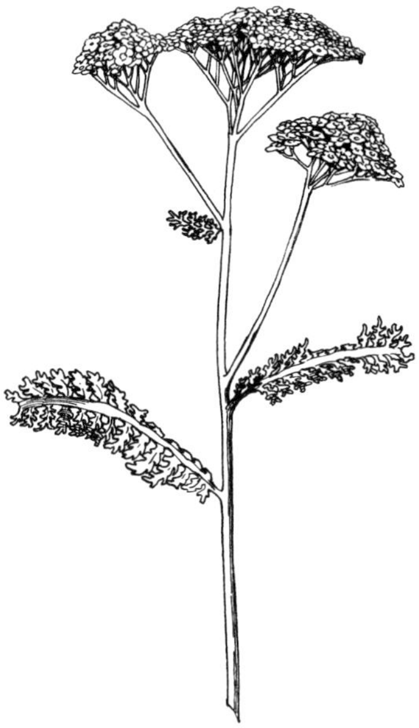

Тысячелистник

Achillea millefollum

Это растение, без которого просто не обойтись. Оно, правда, помогает при многих тяжелых заболеваниях, но в первую очередь это целебная травка для женщин. Я могу отрекомендовать женщинам это растение, но лучше это делает пастор Кнайпп в своих записках: »Женщины могут избавиться от множества болезней, если они время от времени будут прибегать к тысячелистнику!« Независимо от того, идет ли речь о молоденькой девушке, у которой наблюдается **нерегулярность месячных**, или же речь идет о немолодой женщине в **климактерическом периоде** или уже перешагнувшей этот рубеж, для любой важно время от времени выпивать чашечку тысячелистника. Он всегда благотворен для женских половых органов, так что, гуляя по лесу или лугу, найдите в кустиках свежий тысячелистник. Его по лугам, на полевых тропинках и по краям хлебных полей в изобилии. Его цветки - от белых до розоватых - источают пряный запах на солнце. Собирать его надо при солнышке, тогда в нем больше эфирных масел и выше целебная сила.

Я знаю одну молодую хозяйку, о которой сказали, что у нее **рак половых органов**. Ей делали кобальтовые облучения. Родным сказали, что болезнь неизлечима. Я подумала о пасторе Кнайппе и его указании на нарушения в половых органах и посоветовала ей пить ежедневно столько тысячелистника, сколько она может. Как же я была удивлена, когда и трех недель не прошло, а я получила от нее письмо о том, что все отлично, что она медленно, но набирает свой прежний вес.

При **воспалении яичников** уже первая сидячая ванна снимает боли, и воспаление понемногу проходит. Столь же успешно лечение ночного **недержания мочи** у стариков и детей, а также лечение **белей**. В этих случаях надо еще дополнительно выпивать две чашки чая тысячелистника ежедневно. При **выпадении матки** необходимо длительное время принимать сидячие ванны, и пить по четыре чашки манжетки в течение дня глотками, и растирать настойкой пастушьей сумки живот от промежности вверх. **Миомы** тоже излечиваются сидячими ваннами, которые принимают ежедневно до тех пор, пока врач не установит, что все в порядке. Молоденькая девушка 19 лет страдала **отсутствием месячных**. Гинеколог прописал ей пилюли. Месячных так и не было, однако стал сильно увеличиваться объем груди. Она отказалась принимать пилюли. Ее озабоченная мать пришла ко мне. Я посоветовала ей давать утром натощак одну чашку чая тысячелистника. Через 4 недели все было в порядке, так оно осталось и по сей день. Я вспоминаю об аналогичном случае, когда пациентка попала в клинику нервных болезней, так как ей ничто не помогало. К сожалению, у меня тогда еще не было такого опыта лечения травами.

В **климактерический период** женщине необходимо полечиться тысячелистником. Она избавилась бы от **чувства внутреннего беспокойства** и других состояний. Ванны с этой травкой очень благотворно влияют на здоровье. При **воспалениях нервов** рук и ног тоже очень хороши ванночки. Чаще всего эти ванночки помогают уже с первого раза и снимают боли. Но тысячелистник надо собирать в солнечную погоду в полдень.

Чай из тысячелистника рекомендует доктор медицины Лутце при »**приливах крови к голове** с такими **болями**, как будто череп разламывается, при **головокружении, тошноте**, когда глаза не в порядке - **слезотечение** и т. п. - при **колющих болях в глазах** и **носовом кровотечении**«. При приступе **мигрени**, связанном с погодными условиями, например ветром, одна чашка такого чая снимает головную боль очень хорошо. Чай пьют в горячем виде глотками. При регулярном употреблении такого чая **мигрень** может вообще пройти.

В старинных травниках тысячелистник называют »спасением от всех болезней«, так как его можно применять тогда, когда уже ничто другое не помогает. Благодаря своим **кровоочистительным свойствам** тысячелистник может избавить человека от некоторых болезней, которые гнездятся в нем годами. Дело только за тем, чтобы попробовать.

Не всем известно, что тысячелистник непосредственно и очень быстро оказывает влияние на **костный мозг** и возбуждает там **процесс кроветворения**. Так, он помогает при **заболеваниях костного мозга**, при которых медицина бессильна, он помогает даже при **остеомиелите**, если пить чай из этой травы, делать ванны и втирания настоек. Тысячелистник – хорошее средство при **легочном кровотечении** и может в сочетании с аиром излечить **рак легких**. Корни аира надо жевать целый день, а тысячелистник пьют по одной чашке утром и вечером (глотками). При **желудочных** и сильных **геморроидальных кровотечениях**, а также при **тяжести в желудке** и **сильной изжоге** чай помогает очень быстро. При **простудах, болях в спине** и **ревматических болях** этот чай нужно пить очень много и очень горячим. Он регулирует **работу почек**, пробуждает **аппетит**, устраняет **спазмы в желудке** и **метеоризм, нарушения в печени, воспаление желудочно-кишечного тракта,** повышает деятельность **кишечных желез**, регулируя тем самым **стул**. А так как он очень хорош при нарушениях в системе кровообращения и при спазмах сосудов, его можно смело рекомендовать при **грудной жабе** (стенокардии). Неприятный **зуд в промежности** снимается обмываниями или сидячими ванночками с тысячелистником. А от **геморроя** можно приготовить очень хорошую мазь (см. »Способы применения«).

Способы применения — Тысячелистник

Чайный отвар: 1 ч. л. (с верхом) на ¼ л. воды, заварить, дать немного настояться.

Настойка: цветки, собранные в солнечное время, положить в бутылку (до горлышка), не набивая, залить 38-40° водкой. 14 дней настаивать на солнце или в теплом месте.

Мазь: 90 г несоленого масла или смальца хорошо разогреть, положить туда 15 г свежего, хорошо измельченного тысячелистника и 15 г мелко порубленных листьев малины, дать быстро вскипеть, размешать и снять с огня. На следующий день массу немного подогреть, процедить через льняную ткань и разлить по чистым баночкам. Хранить в холодильнике!

Сидячая ванна: 100 г тысячелистника (все растение) на ночь замочить в холодной воде, на следующий день довести до кипения, добавить в ванну (см. »Общие сведения«, раздел »Сидячие ванны«).

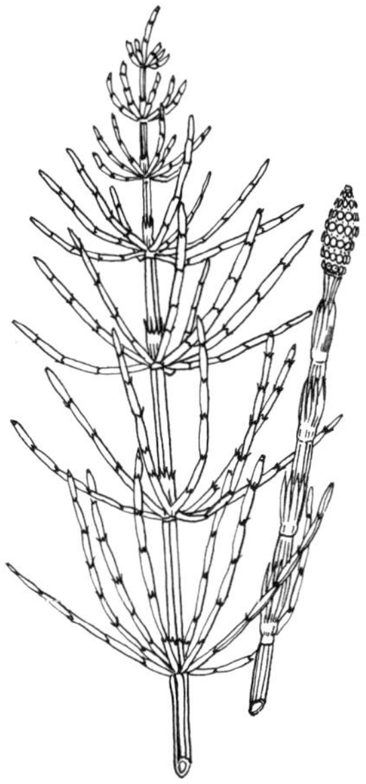

Хвощ полевой

Equisetum arvense

Ранней весной из глубоколежащего кустистого корня »выстреливает« плодоносный, несущий споры коричневатый стебелек с плодом и только потом появляются зеленые, высотой до 40 см метелочки, похожие на маленькую елочку. Хвощ можно найти на пашнях, на железнодорожных насыпях, на склонах холмов. Хвощ, растущий на глинистых почвах, наиболее целебен. Он содержит, в зависимости от места, от 3 до 16% кремнёвой кислоты, которая и вызывает особое лечебное действие. Само собой разумеется, что нежелательно собирать хвощ на полях с химическими удобрениями. Хвощ с тонкими веточками - некоторые даже называют его »тонкий« хвощ - растет преимущественно в лесу и по опушкам. Он тоже целебен.

В народе целебные свойства этого растения знают с древних времен, прежде всего его **кровоостанавливающую силу** и эффективность при лечении **заболеваний почек** и **мочевого пузыря**. И все-таки с годами о нем стали забывать. А вернул ему его былую славу ни кто иной, как наш знаменитый натуропат пастор Кнайпп. Он поясняет: »Единственное незаменимое и неоценимое« растение, помогающее при **кровотечениях** и **кровавой рвоте, болезнях почек** и **мочевого пузыря,** при **камнях** и **песке.** »При застарелых болезнях, - говорит он, - при **загнивающих ранах**, даже при **опухолях с подозрением на рак** и **костоеде** (остеомиелите) хвощ оказывает неоценимые услуги. Он вымывает, растворяет, равно как и выжигает, все вредное. Иногда теплую влажную траву завертывают в ткань и накладывают на больное место«.

Швейцарский пастор Кюнцле говорит, что все люди, начиная с определенного возраста, должны пить по чашечке чая из хвоща ежедневно. Все **ревматические, подагрические** и **нервные боли** исчезнут, каждый будет здоров на закате своих дней. Он рассказывает, как один 86-летний старик освободился от камней, которые ужасно его мучили, принимая паровые ванны с хвощом, и жил еще много лет. Кроме того, он говорит: »Сильнейшие **кровотечения** и **рвоты кровью** лечит эта трава, если пить из нее чай, помогает быстро, почти мгновенно«.

От простудных **болей в мочевом пузыре** и **спазматических болей** нет лучшего средства, чем заваренный хвощ, парами которого, закутавшись в махровый халат, в течение 10 минут прогреть область мочевого пузыря. Если это проделать несколько раз, то хворь пройдет. Пожилые люди, у которых неожиданно прекращается мочеиспускание, и они корчатся от болей, так как моча либо совсем не отходит, либо отходит каплями, избавятся от своих болей, делая эти процедуры, не прибегая к помощи врачей с их катетеризацией.

При **песке в почках** и **почечных** и **пузырных камнях** нужно делать горячие сидячие ванны с хвощом, пить при этом глотками теплый чай из хвоща, задержать мочу, чтобы потом выпустить ее под напором. Если так делать, то камни чаще всего выходят. В связи с вышесказанным я получала письма, которые все это подтверждают: воспользовались советами, камни вышли, лечившиеся чувствуют себя хорошо и ни на что не жалуются.

В случаях, когда другие средства зачастую не помогают, хвощ помогал, как, например, когда **вода скапливается в перикарде**, в **плевре** или при **осложнениях на почки** после скарлатины и других тяжелых инфекционных заболеваний с нарушением работы мочевыводящих путей. Это вообще великолепное средство для лечения почек и мочевыводящей системы.

При **нагноении и воспалении почечных лоханок** (пиелитах) одна-единственная сидячая ванна с хвощом делает чудеса. Для этого берут - для **наружного применения** - одно высокое растение со стеблем толщиной в палец с заболоченного луга или с горного альпийского пастбища, которое моментально поможет, если у вас воспаление или нагноение в почечных лоханках. Одна моя хорошая знакомая неделями и месяцами лежала с тяжелым воспалением лоханок в инсбрукской больнице. Так как этому не видно было конца, я откликнулась на ее просьбу о помощи. Я посоветовала ей сидячую ванну с хвощом. Через несколько дней я получила письмо: »Ты спасла мне жизнь. Я дома. Сидячая ванна с хвощом избавила меня от недуга и дала новые силы«. Высокий хвощ с толщиной стебля в палец с заболоченного луга или с альпийского горного пастбища годится только для сидячей ванны. Для приготовления чая нужно использовать только хвощ, собранный на пашнях, полевых тропинках и по опушкам лесов.

После трудных родов у молодой матери иногда может возникнуть **нарушение зрения**. Причина этого, как правило, заключается в том, что иногда во время родов вовлекаются в болезненный процесс почки. Сидячие ванны извне влияют на кровообращение в почках, регулируется давление, нарушение зрения постепенно проходит.

Известный немецкий врач доктор Бон, работающий по методу доктора Кнайппа, очень высоко оценивает это растение: »С одной стороны, хвощ – **кровоостанавливающее средство**. Но в еще большей мере, хвощ – это почечное лекарство. После приема чая из хвоща легко и в большом количестве отходит моча темного цвета. При **водянке** это быстродействующее средство«. Если никакое другое мочегонное уже не действует, все другие травяные чаи надо отставить и принимать 4-5 дней (а в очень сложных случаях - и 6 дней) по 5-6 чашек чая из хвоща, но только глотками, постепенно в течение дня. Опыт показывает, что моча и вода в большинстве случаев сходят.

При **зудящих** или **гноящихся кожных высыпаниях**, представляющих собой иногда струпья или коросту, помогают обмывания и припарки отваром хвоща. Обмывания отваром хвоща или сидячие ванны с ним очень благоприятны при **гнойном воспалении ногтевого ложа, открытых ранах на ногах, костоеде (остеомиелите)**, при **разъедающих ранах, злокачественных опухолях, шпорах, свищах, сикозе бороды,** при других **экземах** и **волчанке (туберкулезе кожи).** Можно теплую спитую траву (спитой чай хвоща) завернуть в ткань и положить на больное место. Если **геморрой** и **геморроидальные шишки** причиняют боль, можно положить на них кашицу из свежей травы. Делается это так: свежий хвощ хорошо промывают, растирают на доске, пока не получается кашица.

При продолжительных **носовых кровотечениях** в охлажденном отваре хвоща намачивают тряпочку и кладут на нос. Как **кровоостанавливающее средство** он помогает при **легочных кровотечениях, маточных, геморроидальных** и **желудочных**. Здесь нужны, конечно, более концентрированные чаи. Обычно на 1 чашку (1/4 л.) берут 1 ч. л. травы (с верхом), а при кровотечениях берут на одну чашку 2-3 ч. л. травы с верхом. Хвощ в смеси с вероникой является хорошим средством для предупреждения **склероза** и **улучшения памяти** – он очищает кровь. Это средство можно считать наилучшим от **рака.**

От **потливости ног** настойка хвоща – великолепное средство (см. »Способы применения«). Эту настойку втирают в хорошо промытые и насухо вытертые ноги. Кроме того, нужно еще утром натощак за полчаса до еды ежедневно пить по одной чашке чая из хвоща. Также хорошо действуют от потливости ног ванночки с хвощом (см. »Способы применения«). При **струпьях на голове** ежедневно моют голову отваром хвоща, затем массируют хорошим оливковым маслом. Струпья исчезают очень скоро.

Смесь хвоща и зверобоя, если ее заварить и пить в течение дня по 1-2 чашки (ужин без жидкостей), является хорошим средством от **ночного недержания мочи**. Его можно рекомендовать как полоскание при воспалении **миндалин, слизистой в полости рта**, при **гнилых зубах, кровоточивости десен** или их **воспалении, свищах** и **полипах** на **небе** и в **горле**. Женщины при **белях** могут использовать его для сидячих ванн.

Не следует забывать и о том, что хвощ является одним из лучших средств при лечении легких – при **хронических бронхитах**, при **туберкулезе легких**. Если такой чай пить регулярно, то благодаря получению организмом кремнёвой кислоты наступает излечение туберкулеза легких, проходит **общая слабость**, сопровождающая заболевания легких.

Новые результаты исследований фитобиолога Рихарда Билльфорта доказывают, что благодаря длительному приему чая из хвоща **злокачественные опухоли** замедляют свой рост и, в конце концов, распадаются. Даже **полипы** в половых органах или прямой кишке, а также воспаления **слизистой сумки** (бурситы) могут быть излечены подобным образом. Для усиления воздействия в обоих случаях делают еще теплые обертывания с хвощом и сидячие ванны с хвощом. Эти теплые укутывания (припарки) помогают и при **спазмах желудка, коликах в печени** и **желчном пузыре**, а также при **болезненных застойных явлениях**, которые оказывают негативное влияние на работу сердца.

19 декабря 1977 года мне позвонили из Восточной Штирии. Речь шла о 49-летнем мужчине, у которого на подошве ноги появилось **твердое новообразование**, причинявшее боль. Он не мог наступить на ногу. Его продержали несколько дней в больнице и отправили домой. Я посоветовала ему припарки с хвощом, которые рассасывают даже злокачественные опухоли. Представляете себе, как я была удивлена, когда 22 декабря, то есть через три дня, мне сообщили по телефону, что опухоль полностью исчезла. Кожа на ощупь стала немного дряблой, мягкой, твердая опухоль больше не прощупывалась. Новое чудо из аптеки, которую нам даровал Бог!

Я смогла узнать, что даже тяжелейшие **повреждения межпозвонковых дисков** исчезают благодаря сидячим ваннам с хвощом, если они возникли не из-за ущемления нерва. Рентгеновские снимки показывают »изношенные« с возрастом позвонки, но это еще не причина для болей. Давление нездоровой почки, которое, как показывает практика, направлено наверх, отдает в нерв, проходящий вдоль позвоночного столба, и вызывает эти боли. Следовательно, это не диск, а давление почки на нервные окончания. Сидячая ванна с хвощом, оказывая глубинное воздействие на почки, сразу снимает это давление.

Одну 38-летнюю женщину три года лечили по поводу **жалоб на диски**. Вместо улучшения боли только усилились. Вскоре ее настолько стало сковывать в области шеи и плеч, что по утрам она могла вставать только при помощи специальных штанг, которые ее муж укрепил на потолке над ее кроватью. В это время я делала доклад в Штайре, Верхняя Австрия, и познакомилась с ней. Вы, конечно, удивитесь, но после одной-единственной сидячей ванны с хвощом эта женщина избавилась и от своих болей, и от скованности. То же и при **повреждении дисков**, вызванных работой на тракторе. Громыхающие тракторы наносят вред не дискам, а почкам. Сразу же возникает давление наверх, которое снимается сидячими ваннами с хвощом.

Одна дама из Швейцарии в течение нескольких лет страдала от потери подвижности шейных позвонков. Ежегодное лечение у доктора Цайляйса в Галлшпахе приносило только временное облегчение. Но выздоровления не следовало. С этой дамой я познакомилась случайно. Не особенно сильно полагаясь на мои советы, она, тем не менее, пообещала, что по прибытии домой она сделает одну сидячую ванну с хвощом. Очень скоро она позвонила мне, сказав с радостью: »Уже через 10 минут в теплой сидячей ванне я почувствовала, что вся скованность прошла«. Все сковывавшее ее отпало, и, как я потом несколько лет подряд слышала, это состояние более не возвращалось.

Известный невропатолог доктор Вагнер-Яурэгг в своих записках отмечает: »**Две трети лечащихся в неврологии не попали бы к невропатологам, если бы у них были в порядке почки**«. С тех пор я советовала многим несчастным, кто из-за **нарушений в работе почек** страдал от **депрессий, бредовых мыслей** и **приступов крайнего возбуждения,** принимать сидячие ванны с хвощом, уберегая их тем самым от попадания в клиники нервных болезней. Здесь наряду с крапивой и тысячелистником нужно принимать внутрь чай из хвоща по одной чашке утром и вечером.

При тяжелых **нарушениях в работе почек** сидячие ванны нужно принимать со свежим хвощом; лучше всего, как уже упоминалось, использовать высокий хвощ с заболоченных лугов. Для одной ванны нужно взять пятилитровое ведро травы (см. »Способы применения« и »Общие сведения«, раздел »Сидячие ванны«). При сидячей ванне область почек должна быть в воде – длительность ванны 20 минут! Не вытираться, а мокрым, завернувшись в махровый халат, в течение часа прогреться в постели, только после этого надеть сухое ночное белье. Эту же ванну, подогревая, можно использовать еще два раза.

Способы применения — Хвощ полевой

Чай: 1 ч. л. (с верхом), залить ¼ л. кипятка, настоять.

Припарка: две полные горсти кладутся в сито, расположенное над кипящей водой. Когда трава станет теплой и мягкой, ее заворачивают в льняную ткань и кладут на больное место. Обязательно сверху хорошо утеплить! Оставить на много часов на ночь.

Сидячая ванна: 100 г хвоща замочить на ночь в холодной воде, на следующий день довести до кипения и добавить в воду для ванны. Продолжительность ванны – 20 минут. Не вытираться, завернуться в махровый халат, 1 час прогреться в постели. Вода ванны должна покрывать почки.

Настойка: 10 г свежего хвоща залить 50 г водки. 14 дней держать на солнце или в теплом месте. Ежедневно встряхивать!

Обертывание с кашицей: свежий хвощ хорошо промыть, растереть на деревянной доске скалкой до получения кашицы.

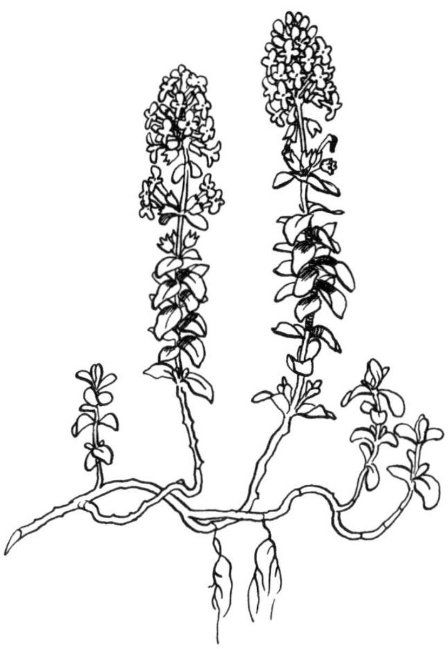

Чабрец полевой и песчаный

Thymus serpyllum

Он растет на солнечных склонах, межах, на опушке редкого леса, на муравьиных кучах, в лугах. Ему нужно много тепла и солнца, он предпочитает каменистые места, альпийские луга, где почва особенно теплая. В солнечный полдень пестро-фиолетовый ковер из трав и цветов источает дивный аромат, который привлекает пчел и других насекомых. Меня тоже всегда привлекали эти дивные цветы своим своеобразным ароматом, моя симпатия и любовь принадлежат им с самого моего детства.

Чабрец пришел к нам из Средиземноморья в XI веке, и культивированные и вновь одичавшие виды можно найти в наших садах как садовый чабрец (Thymus vulgaris). В противоположность полевому чабрецу он достигает высоты 50 см. Обе разновидности обладают одинаковыми целебными свойствами. Уже в античные времена чабрец был хорошо известен. В одной из хроник мы читаем: »Прежде всего, чабрец остр и резок. Он – мочегонное и **вызывает месячные**, может вызвать **выкидыш**, а при нормальных родах ускоряет выход плода из тела матери. Приготовленное из него питье очищает все благородные внутренние части тела«. Аббатиса Хильдегард фон Бинген упоминает чабрец как лекарство от **проказы**, от **паралича** и **нервных болезней**. Кто по утрам вместо кофе станет пить по чашечке чая из чабреца, очень скоро ощутит его пользу: хорошее настроение, приятность в желудке, комфортное физическое состояние и откашливаться по утрам больше не придется.

Чабрец, ромашка и тысячелистник, собранные в солнечную погоду, высушенные и используемые как подушечка, вместе с приемом чая из этих трав помогают при воспалениях лицевого нерва, а если есть еще **спазмы**, то нужно сделать еще подушечку из сухой травки плаун. Один 79-летний крестьянин 27 лет страдал тяжелой **невралгией лицевого нерва**. Ему пришлось выдержать несколько операций на лице. А все началось с того, что он однажды в дождь он основательно промок, возвращаясь с работы на полях. Не успел он вернуться, как его, - а был он бургомистром, - тотчас вызвали на какое-то срочное совещание. У него, соответственно, не оказалось времени переодеться в сухое. Все это привело к болезни. В последние месяцы его болезни у него перекосило рот – он растянулся от сильной боли почти до уха. Сначала небольшое облегчение принесли примочки из шведского горького бальзама. И только когда он стал пользоваться подушечками с травами, собранными при солнечной погоде (см. выше), наступило резкое улучшение. И даже когда его невралгия уже прошла, он все еще пил этот чай из трав.

Мой ребенок - ему тогда было 4 года - никак не мог оправиться после **тифа**. В течение двух лет мы многое перепробовали, но все было безрезультатно. После одной-единственной 20-минутной ванны с чабрецом, которую мне посоветовали, из ванны вышел совсем другой ребенок. Словно пуговицу на кафтане всех болезней расстегнули, и он свалился с его тела. С этого дня ребенок стал расцветать прямо на глазах.

Чабрец заготавливают в период цветения, с июня по август; наиболее эффективна трава, собранная при солнечной погоде. Цветки можно положить в бутылку - заполнить до горлышка - и 10 дней настаивать в растительном масле или можно сделать сироп. Масло из чабреца применяют от **паралича**, при **ушибах**, при **рассеянном склерозе**, при **атрофии мышц**, **ревматизме** и **травме суставов с растяжением** или **разрывом связок**.

При **желудочных** и **менструальных спазмах**, а также при **спазмах в тазовых органах** чабрец рекомендуют как наружно, так и внутрь. В течение дня надо выпить две чашки. Наружно при спазмах накладывают подушечки из цветков и стеблей, собранных под полуденным солнцем и высушенных. Перед сном такую подушечку подогревают в кастрюле, прикладывают к желудку или к нижней части живота. При **опухолях** и **ссадинах**, а также при застарелом **ревматизме** такие подушечки тоже можно рекомендовать.

При **заболеваниях дыхательных путей, тяжелейшей астме** и **обилии мокроты и даже при коклюше** чабрец, смешанный поровну с подорожником – старое испытанное средство. В чашку надо налить кипятку, положить кружочек лимона и чайную ложку смеси чабреца с подорожником. Настоять четверть минуты. Чай следует выпивать глотками в очень горячем виде. Его готовят 4-5 раз в день, чтобы был свежезаваренный. Если вы опасаетесь воспаления легких, то такой чай следует пить каждый час глотками – результат не заставит себя ждать. К счастью, многие матери еще не забыли о чабреце. Многие и не задумываются над тем, что напитки прямо из холодильника могут привести к **хроническому бронхиту** у детей, который впоследствии может перейти в **эмфизему** с тяжелейшей одышкой.

Настойка из чабреца (см. »Способы применения«) служит как растирание для **укрепления конечностей** у **ослабленных детей**; этим растиранием хорошо воспользоваться и больным **рассеянным склерозом**. Стольких страданий избежали бы семьи, если бы заболевшего ребенка своевременно начали лечить чабрецом – чаем или ваннами. Беспокойный или нервный ребенок после ванн с чабрецом приобретает спокойный сон. И люди с **нервным перевозбуждением** или **депрессией** быстро начинают чувствовать себя лучше после таких ванн.

Не следует забывать и о том, что чабрец может быть рекомендован от **алкоголизма**. Горсть чабреца заливают литром кипятка, закрывают крышкой и дают настояться в течение двух минут. Чай наливают в термос и дают алкоголику пить по 1 ст. л. каждые 15 минут. После этого появляется тошнота, рвота, сильная дефекация и обильное мочеиспускание, больной покрывается потом, затем наступают волчий аппетит и сильная жажда. При рецидивах, а они сначала неизбежны, а затем бывают все реже и реже, лечение следует повторить.

Чабрец рекомендуется и при **эпилептических припадках**. Чай - по две чашки ежедневно - следует принимать не во время приступов, а весь год как лечение чаем по две-три недели с перерывом в 10 дней.

Великолепно воздействие полезного сиропа из чабреца. При **простудных заболеваниях** его надо пить перед едой.

Способы применения — Чабрец полевой и песчаный

Чай: 1 ч. л. (с верхом) залить ¼ л. кипятка, дать немного настояться.

Добавка к ванне: для полной ванны - 200 г трав (см. »Общие сведения«, раздел »Полная ванна«).

Настойка чабреца: соцветиями, собранными под полуденным солнцем, заполнить бутылку до горлышка (не набивая), залить 38-40° водкой и оставить на солнце на 14 дней.

Масло из чабреца: соцветиями, собранными под полуденным солнцем, заполнить бутылку (не набивая), залить оливковым маслом, полученным холодным способом, так что бы масло на ширину пальца покрывало цветки. Оставить на 14 дней на солнце или около плиты.

Подушечка с травами: травами заполнить наволочку и застегнуть.

Сироп из чабреца: стебли и цветки, собранные при солнце, перед закладкой в банку увлажнить слегка мокрыми руками. Слоями, вперемешку с сахаром-сырцом, они плотно прессуются. Примерно на три недели все оставляют в солнечном месте. При отцеживании стебли и цветки, пропитанные сахаром, можно отмыть в небольшом количестве воды, которую добавляют к сиропу. Затем сироп выпаривают на самом малом огне на электроплите, не давая закипеть. Сироп не должен быть слишком густым, и не должен быть слишком жидким, для этого ему один-два раза дают остыть, чтобы посмотреть, какой он.

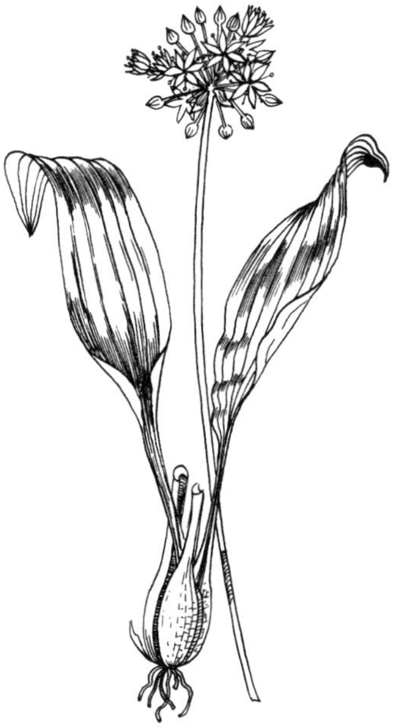

Черемша

Allium ursinum

Каждая весна приносит новую надежду на солнце и тепло. Внутренне мы снова рады и воодушевлены, мы радуемся первой зелени и ликованию птиц и воспринимаем все это сердцем как добрый дар нашего Создателя. При виде этой новой зеленой роскоши мы должны сделать шаг навстречу весеннему циклу лечения – **очищению организма** и **избавлению его от шлаков**. Это принесет нам здоровье и свежесть.

Прежде всего, это черемша, которую называют еще »медвежий лук«. Есть еще и другие ее названия. Черемша – это один из первых вестников весны. Ее свежие зеленые ланцетовидные блестящие листья, похожие на листья ландыша, выходят из продолговатой луковицы, одетой в белую прозрачную шкурку. Гладкий светло-зеленый стебель с белыми шарообразными соцветиями достигает высоты 30 см. Она растет только на богатой гумусом почве, на заливных лугах, тенистых, богатых влагой полянах, под кустами, в лиственных и высокогорных лесах. Сильный чесночный запах от нее начинаешь ощущать прежде, чем видишь это растение. С этим запахом связано и название этого растения — »дикий чеснок«, благодаря чему его нельзя спутать с другими растениями.

Ранней весной во многих пойменных лесах полно свежих зеленых листьев черемши. Они появляются из земли в апреле и мае, иногда даже раньше. Огромная целебная сила дремлет в них. Рассказывают, что даже медведи после зимней спячки разыскивают эту травку, чтобы очистить себе желудок, кишечник и кровь. Черемша обладает в основном теми же свойствами, что и наш чеснок, только значительно эффективнее его. Поэтому ее особенно хорошо использовать весной **для очищения организма от шлаков** и для **облегчения состояния страдающих хроническими заболеваниями кожи.**

В связи с тем, что листья в сушеном виде теряют свою целебную силу, для весеннего очищения организма и освобождения его от шлаков следует использовать свежие листья. Их мелко режут и кладут на бутерброд, мелко изрубленные листья можно класть как специи (не варить!) ежедневно в тарелку супа, есть с картофелем, фрикадельками, клецками и с другими блюдами, в которые для вкуса обычно кладут петрушку. Листья можно готовить и как салат. Так как они достаточно остры и едки, если их употреблять в больших количествах, то их следует смешивать с листьями крапивы.

Молодые листья собирают в апреле и мае, то есть до цветения; луковицы выкапывают поздним летом или осенью. Луковицы этой травы используют точно так же, как и чеснок. Люди со слишком чувствительным желудком должны заливать теплым молоком листья и луковицы, оставлять на два-три часа, затем пить это молоко по глоточку.

Чтобы иметь черемшу в доме всю зиму и чтобы она не теряла свои целебные свойства, из нее готовят спиртовую (водочную) настойку (см. »Способы применения«). Такую настойку принимают по 10-12 капель в небольшом количестве воды каждый день. Эти капли улучшают **память**, предотвращают **склероз** и помогают при целом ряде других болезней.

Черемша очень хорошо влияет на желудочно-кишечный тракт. Ее очень хорошо принимать при **острых** и **хронических поносах**, даже если они сопровождаются **коликами** и **газами**. Ее принимают и от **запоров**, если они вызваны спазмами или атонией кишечника. Через некоторое время после приема черемши выходят **глисты**, даже **аскариды**. С нормализацией работы кишечника проходят и те негативные явления, которые часто наблюдаются у пожилых или у тех, кто потребляет чрезмерное количество пищи. **Жалобы на сердце, бессонница,** связанные с плохой работой желудка, проходят. Проходят также и **головокружения, тяжесть в голове** и **угнетенное состояние,** связанные со **склерозом артерий** и **высоким давлением.** Давление понемногу снижается. Черемша, настоянная на белом вине (см. »Способы применения«), является чудесным целебным средством для пожилых людей с **затрудненным дыханием,** вызываемым огромным количеством **мокроты в легких.** Даже при застарелом кашле мокрота разжижается, и человек перестает задыхаться. При **чахотке** и **водянке**, нередко встречающихся у пожилых, нет ничего лучше этого лекарства. Свежие листья очищают и почки, и мочевой пузырь, усиливают мочеиспускание. Смазанные свежим соком, быстро затягиваются **плохо заживающие раны.** Даже улучшается состояние **коронарных сосудов сердца.**

Черемшу недооценивают как **средство для очищения крови**, которое очень хорошо проявляет себя при хронически »нечистой« коже. Швейцарский натуропат и травник пастор Кюнцле особенно хвалил это растение: »Оно очищает все тело, изгоняет шлаки, оздоровляет кровь, изгоняет яды и убивает все вредоносное. Постоянно прихварывающие люди, с нездоровой кожей, с **лишаями**, молочницами, лихорадками на лице, с **ревматизмом** и **скрофулезом** должны ценить черемшу на »вес золота«. Нет другого такого растения на земле, которое было бы столь же эффективным для очищения желудка, кишечника и крови. Молодые люди расцветут как розовый куст, как еловые побеги под солнцем!« Кюнцле говорит, что он знает целые семьи, которые раньше »хирели в течение всего года, не вылезали от врачей, мучились от всяких высыпаний на коже и лишаев, скрофулеза по всему телу, были бледными как мертвецы, и которые стали абсолютно здоровыми и цветущими после длительного приема этой травы – этого божественного дара«.

Способы применения — Черемша

Как коренья и приправы: свежие листья режут, как зеленый лук и петрушку. Ими заправляют супы, соусы, салаты, мясные блюда, а также кладут на хлеб.

Спиртовой настой: мелко порезать листья и луковицу, насыпать в бутылку до горлышка и залить 38-400 спиртом или водкой и поставить на 14 дней на солнце или возле теплой плиты. Принимать 4 раза в день (ежедневно) по 10-15 капель в небольшом количестве воды.

Настойка на белом вине: одну горсть мелко порезанных листьев немного покипятить в 1/4 л. белого вина, положить для вкуса немного меда или сиропа. Пить целый день медленно по глоточку.

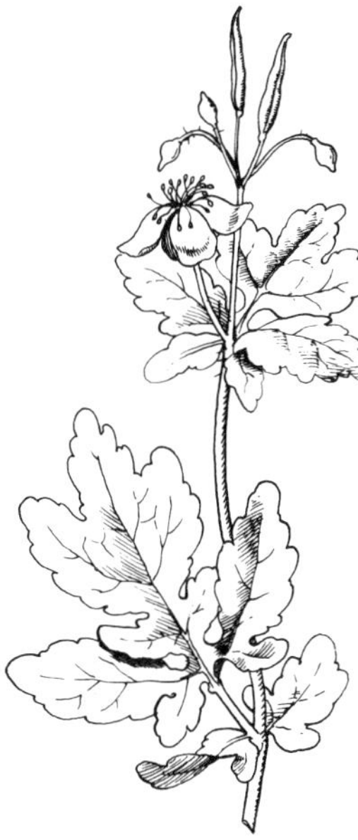

Чистотел

Chelidonium majus

Достаточно полистать старинные травники, чтобы представить, каким уважением у народа пользовался чистотел, или как его еще называют «чистотел большой». Достаточно сказать, что сведения о нем можно найти под такими названиями как Marienkraut (трава Марии) или Gottesgabe (дар нашего Господа). Ныне же он чаще всего представлен нам как ядовитый сорняк. То, что в наше время все отвернулись от трав, я могу объяснить только тем, что с началом развития фармацевтической промышленности были преданы проклятию все ценнейшие лекарственные растения, для того чтобы народ отвернулся от них и обратился к химическим лекарствам.

Чистотел, высотой 30-80 см, кустистый, цветет с начала весны и до осени. Листья резные, похожи на дубовые. Из стебля и из корня вытекает оранжево-желтый густоватый сок. Чистотел чаще всего растет на южных опушках леса, у стен, заборов, на мусорных кучах. Каким бы сухим ни было лето, и какими бы сухими ни были южные опушки лесов, растение все равно дает большое количество густоватого сока. Но и зимой, когда все покрыто снегом, можно брать эту травку, если вы приметили, где она росла.

Растение **очищает кровь** и **способствует кроветворению**. Им можно лечить **лейкемию**, используя в сочетании с крапивой и побегами бузины. Чтобы получить хороший эффект, такого чая нужно пить минимум 2 л в день.

Чистотел – надежное средство для лечения тяжелых **заболеваний печени**, если его применять в гомеопатической форме. Как трава, **очищающая кровь** и **печень**, он очень хорош для обмена веществ. Эта целебная травка успешно применяется при **заболеваниях желчного пузыря, почек** и **печени.** Очень быстро излечивается **желтуха**, если настоять в 0,5 л вина 30 г. чистотела вместе с корнями в течение одного-двух часов. Рекомендуется чистотел и при **геморрое**, сопровождаемым жжением в анусе, при **покалывании и резях при мочеиспускании**, а также при **шуме в ушах.** Принимают по 2-3 чашки чая глотками в течение дня (его не кипятят, а только заваривают). Наружно его применяют при **злокачественных заболеваниях кожи, мозолях, бородавках** и **неизлечимой экземе. Катаракта** и **пятна на роговице** тоже со временем проходят. Сок помогает даже при кровоизлиянии в сетчатку и ее отслоении. Надо взять листик чистотела и растереть его стебелек между смоченными водой большим и указательным пальцами. Полученную влагу нанести указательным пальцем на закрытые веки, двигаясь к уголкам глаз. Влага, нанесенная только на веки, передается глазам. Это сказано по поводу **катаракты, ослабления зрения** и перенапряженных здоровых глаз (как профилактическая мера). Я сама пользуюсь этим, когда до ночи разбираю почту. Срываю в саду листочек чистотела и смазываю веки. Я всегда ощущаю облегчение, словно с глаз спадает пелена. Гомеопатия готовит настойку из чистотела, которую принимают 2-3 раза в день по 10-15 капель в небольшом количестве воды от вышеприведенных болезней.

Несколько лет назад мне рассказали об одной крестьянке, у которой на нижнем правом веке была большая красная »родинка« величиной с кончик пальца. Глазной врач, у которого она хотела выписать себе очки, и которому все это очень не понравилось (а эта »болячка« была у нее уже 7-8 лет и ее не беспокоила), послал кусочек этого новообразования на исследование. Оказалось, что это был рак кожи. Для молодой женщины – вы можете себе это представить – это был настоящий шок. Так как семья этой женщины входит в круг наших знакомых, я обратила ее внимание на чистотел. Это было в феврале. Тогда, к счастью, была мягкая зима. Чистотел переносит зиму и остается зеленым. Я посоветовала вырыть растение с корнем, посадить в горшок, чтобы оно было всегда под рукой. Нужно было 5-6 раз в день орошать больное место свежим соком. Так как новообразование было на веке, я призвала ее к осторожности. Кроме того, я рекомендовала ей ездить на облучения раз в месяц в Линц, как велел ей врач, даже несмотря на то, что последние и не излечивают злокачественные опухоли, и более того иногда разрушают участки здоровой кожи и даже часто кости. Перед самым Рождеством меня приятно обрадовала новость, что злокачественная опухоль у нее исчезла. Прямо с порога она бросилась мне на шею. Врач, у которого она перед этим была, спросил удивленно, как же она лечилась? Услышав ее ответ: »Каждый месяц была на рентгене в Линце«, он подумал: »Если это один рентген, тогда это просто чудо«. Потом она мне рассказала, что во время облучений ей просто не хватило бы мужества видеть лица пациентов, до костей разъеденных болезнью, если бы я не обнадежила ее перед поездками, не внушила ей мужества и веры в себя. И вот моя просьба ко всем, кто читает эти строки: помогайте и вы в подобных случаях и старайтесь уберечь окружающих вас людей от ужасного конца! При нашей загрязненной окружающей среде учащаются случаи, когда покрасневшие и вдруг начавшие расти родинки или бородавки перерождаются в **рак кожи.**

Волосы на лице и сильный **рост волос** на руках и ногах у женщин свидетельствует о нарушении в работе почек. Пораженные места надо мазать соком чистотела (если его выжать в соковыжималке, то можно хранить до полугода в холодильнике). Его оставляют на теле на несколько часов, затем смывают нежным мылом. Кожу, которая становится сухой, мажут мазью календулы или маслом, настоянным на ромашке или зверобое (см. »Способы применения«). Кроме того, необходимо провести лечение чаем из крапивы, минимум по 3-4 чашки в течение дня, распределив их на весь день, а также принимать сидячие ванны с полевым хвощом для улучшения кровообращения в почках (см. раздел »Полевой хвощ«).

Один мой знакомый из-под Майнца использовал чистотел во время ежедневных прогулок. Его уже не очень молодая овчарка была при нем во время этих прогулок. Однажды он взял да и помазал ей глаза соком чистотела. Собаке это, видимо, понравилось, так как она каждый раз, когда он мазал себя этим соком, сидела с просящим видом, выклянчивая себе эту процедуру.

В одном епископате в Верхней Австрии, где я в ноябре читала лекцию, я познакомилась с одним пономарем, носившим очки. Когда в феврале я снова туда вернулась, этот пономарь уже не носил их. Как он сам рассказывал, все произошло только потому, что он с ноября ежедневно, следуя моему совету, лечился чистотелом. Кроме того, он сказал, что он **видит** сейчас **лучше**, чем тогда, в очках. Он, правда, добывал растение из-под снега. Я упоминаю об этом, чтобы показать, что некоторые травы даже зимой, когда весь растительный мир кажется мертвым, можно найти в свежем виде.

Способы применения — Чистотел

Чай: 1 ч. л. (без верха) травы только заваривается ¼ л. кипятка.
Свежий сок: листья, стебли и цветки моются и еще влажными пропускаются через соковыжималку (для наружного применения).
Настойка: как гомеопатическое средство продается в аптеке.
Вино с чистотелом: 30 г чистотела вместе с корнем заливается 0,5 л белого вина, настаивается 1-2 часа, затем отцеживается и глоточками принимается внутрь.

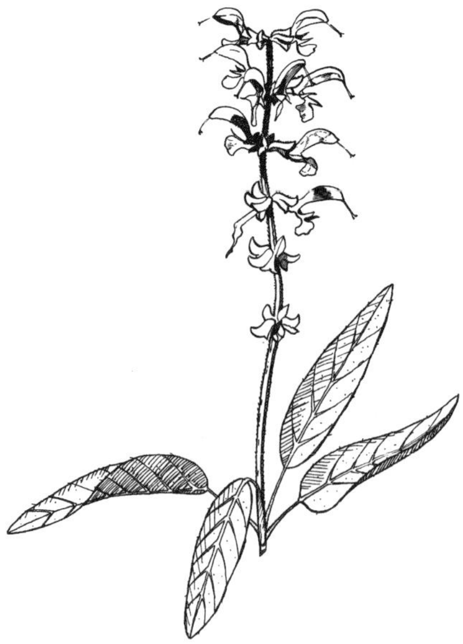

Шалфей

Salvia officinalis

Шалфей – губоцветное растение, родом из Южной Европы, разводится в наших садах, достигает 30-70 см высоты, его фиолетовые цветки собраны в ложные мутовки. Листья супротивные, с белым пушком, с серебристым оттенком, выделяют горьковатый пахучий аромат. Садовый шалфей надо сажать в теплых солнечных местах. Я накрываю его на зиму еловыми ветками, так как он боится холода. Другая разновидность – **луговой шалфей** (Salvia pratensis) растет по склонам холмов, на выгонах и в лугах. Издалека видны его синевато-фиолетовые цветы с пахучим ароматом. Цветки лугового шалфея используют в основном для **полоскания горла** или для изготовления **шалфейного уксуса** – в уксус кладут горсть цветков. Его используют для приятных бодрящих втираний при продолжительной болезни лежачим больным. Листья заготавливают до цветения в мае и июне. Это делают в солнечные дни в полдень, после того как растение начинает вырабатывать в себе эфирные масла. Сушат в тени.

Однако большей целебной силой обладает вышеупомянутый садовый шалфей, о котором я и расскажу подробнее. Уже наши предки высоко ценили лечебные свойства шалфея. В стишке, сложенном около 1300 года, говорится: »Почему человек должен умирать, если в саду растет шалфей?« Уже в его названии слышится отзвук его ценности: шалфей – Salvia происходит от латинского »Salvare« – лечить, выздоравливать.

О его ценности можно прочитать в старинном травнике: »Когда Дева Мария с маленьким Иисусом должна была бежать от Ирода, она обратилась за помощью ко всем полевым цветам. Но ни один цветок не мог дать ей крова. Тогда она обратилась к шалфею, и вот он дал ей приют, под его густыми листьями она спрятала ребенка и себя от глаз палачей Ирода, те прошли мимо и не заметили ее. Когда опасность миновала, мать Иисуса обратилась к шалфею с любовью: »От сего дня и во веки веков ты будешь любимым цветком у людей, я одарю тебя силой помогать людям от всех болезней; спасай их от смерти, как ты и меня спас«. С тех пор он цветет и помогает людям, спасает их. Если много лет имеешь дело с целебными растениями и часто в трудных случаях призываешь на помощь Богородицу, то ощущаешь ее помощь, ее добрые руки, простертые над нашими растениями. Надо только верить и довериться ей.

Чай из шалфея, если его часто пить, укрепляет все тело, предотвращает **инсульт** (кровоизлияние в мозг) и очень хорош при лечении **параличей.** При **ночных потах**, наряду с лавандой, это единственное спасение. Он избавляет от болезни, которая вызывает этот пот. Он вливает силы и забирает **слабость**, которую заболевание принесло с собой. Многие врачи знают о полезных свойствах шалфея: они используют его с успехом при **спазмах**, при **заболеваниях спинного мозга, заболеваниях желез,** а также при **треморе.** При этих заболеваниях выпивают глотками в течение дня две чашки. Очень хорошо действует такой чай на **больную печень**, снимает **метеоризм** и все, что вызвано **заболеванием печени.** Он **очищает кровь**, изгоняет **слизь из органов дыхания** и из **желудка**, возбуждает **аппетит**, излечивает от **поносов** и ликвидирует **нарушения пищеварения.** При **укусах насекомых** надо наложить на укус растертый лист шалфея.

Наружно шалфей можно рекомендовать при воспалении **миндалин, горла, флюсах, воспалениях зева и рта.** Многие дети и взрослые избежали бы удаления миндалин, если бы своевременно стали лечиться шалфеем. Если миндалин уже нет, а они как стражи организма задерживают и обезвреживают все вредные вещества, то эти вещества попадают прямо в почки. Отвар шалфея помогает при **кровоточащих деснах** и **шатающихся зубах,** при **язвочках на деснах.** Рот надо полоскать или в него следует класть ватные тампоны. Очень важно для **нервных людей** и для женщин с **женскими болезнями** хоть изредка принимать сидячую ванну с шалфеем (см. »Способы применения«).

Помимо использования шалфея как лекарственного растения не надо забывать и о том, что он используется и как пряность. Его используют в небольших количествах, как и чабрец или чабер садовый, в качестве приправы к жирным блюдам, таким, как свиное жаркое, гусь жареный, индейка и т. п. И дичь становится вкуснее, если добавить листочек шалфея. Из одних только соображений здоровья стоит делать зеленые сыры с шалфеем и, конечно, соусы. В некоторых местностях пекут пироги с добавлением шалфея, аналогично пирогам с анисом, когда в тесто добавляют растертый лист шалфея.

Способы применения — Шалфей

Чай: 1 ч. л. шалфея на ¼ л. кипятка, немного дать настояться.

Шалфейный уксус: бутылку заполняют до горлышка цветками лугового шалфея, заливают натуральным уксусом. Он должен покрывать цветки. Бутылку поставить на 14 дней на солнце или в теплое место.

Сидячие ванны: четыре горсти листьев шалфея с верхом замачиваются на ночь в холодной воде. На следующий день все доводят до кипения и в теплом виде добавляют эту жидкость в ванну (см. также »Общие сведения«, раздел »Сидячие ванны«).

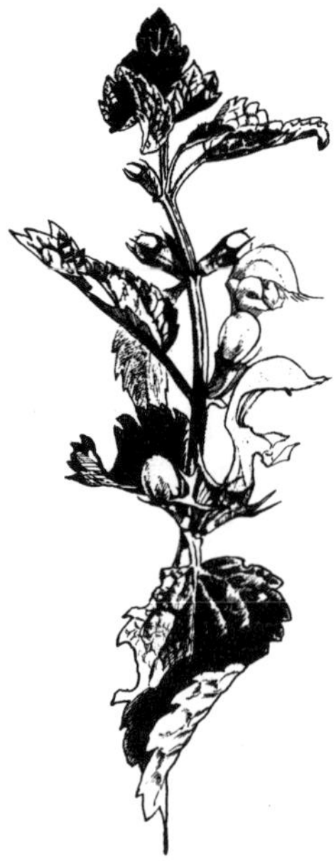

Яснотка желтая

Lamium galeobdolon

Эта травка растет во влажных лесах, канавах, под кустами, у заборов и живых изгородей, на свалках в затененных влажных местах и повсюду там, где растет крапива. Она цветет в апреле и мае, а в горных районах и позднее. Длинное корневище выбрасывает вертикальные стебли высотой до 50 см, листья перекрестно-супротивные, яйцевидные, зубчатые, цветки собраны в ложные мутовки с пазушно расположенными листочками. Заготавливают и цветки, и листья.

Столь же великолепное лекарственное растение, не уступающее желтой яснотке – **белая яснотка** (Lamium album). Она цветет с мая по октябрь как сорняк при дороге, на свалках, на железнодорожных насыпях. Собирают ее листья и особенно, конечно, цветки. Чай из них помогает при **расстройствах менструации** и **нарушениях функций тазовых органов**, если принимать ежедневно по две чашки в течение дня. Она **очищает кровь**, снимает **бессонницу**, это великолепное средство от **женских болезней.** Длительно болеющие женщины и молоденько девушки должны особенно ценить эту травку.

Цветки и листья желтой яснотки используют при аналогичных заболеваниях и, особенно, при **задержках в мочеиспускании**, других **болезнях мочевыводящей системы, водяном раке** (номе), тяжелых **заболеваниях почек** и при **водянке сердца** (перикарда). Цветки следует применять при **нарушениях пищеварения, скрофулезе** и **кожных сыпях.** Для этого выпивают чашку чая в первой половине дня. При **язвах, опухолях** и **узловатых венах** помогают обертывания из такого отвара.

Желтую яснотку хорошо применять при **параличе мочевого пузыря** у старых людей, затем при **переохлаждении мочевого пузыря**, при **воспалении почек** (нефрите). Очень благотворны сидячие ванны с добавлением отвара этого растения.

При неизлечимом **сморщивании почки, орошении почки** и при **подключении к аппарату »искусственная почка«** желтая яснотка, смешанная в равных частях с подмаренником и золотарником, дает наилучшие результаты. Если нет желтой яснотки, можно взять и белую.

Способы применения — Яснотка желтая

Чай: 1 ч. л. (с верхом) залить ¼ л. кипятка, немного дать настояться.

Компрессы, обертывания: 3 чайных ложки (с верхом) на 1/2 л. кипятка заварить, дать немного настояться. Отваром смочить ткань и сделать теплое обертывание.

Добавки к сидячей ванне: см. »Общие сведения«, раздел »Сидячие ванны« (использовать все растение!).

Чайная смесь: желтая яснотка, подмаренник и золотарник смешать в равных долях. Одну чайную ложку (с верхом) смеси залить ¼ л. кипятка, настоять.

Шведский горький бальзам

Маленький шведский горький бальзам

10 г алоэ*
5 г мирры
0,2 г шафрана
10 г листьев сенны
10 г камфары**
10 г корня ревеня
10 г цитварного корня
10 г манны***
10 г териака венецианского
5 г корня колючника
10 г корня дудника

Шведские горькие травы заливают 1,5 л. хлебной водки 38-40° или хорошей фруктовой водки в широкогорлой двухлитровой бутылке и настаивают 14 дней на солнце или около плиты. Взбалтывают ежедневно и перед процеживанием в маленькую бутылку, и перед употреблением. Основное количество может оставаться с травами неограниченный срок. Жидкость разливают по маленьким бутылочкам и хранят в холодильнике. Так можно хранить эликсир годами. Чем дольше он стоит, тем эффективнее.

*Вместо алоэ можно использовать корень генцианы или полыни горькой в порошке.
**Использовать только натуральную камфару
***Ясень белый (Fraxinus ornus L.)

Этот рецепт был найден среди работ знаменитого шведского врача доктора Замста после его смерти, наступившей во время падения с лошади при верховой езде на 104-м году жизни. Его родители и предки тоже жили до библейского возраста.

Все это звучит как сказка, но все это чистая правда. Я была молодой женщиной, когда, будучи тяжело больной, приехала в окрестности Лембаха (Мюльфиртель). Будучи беженкой из немецкого судетского региона, я заболела в Баварском лагере **брюшным тифом, отравилась мясом,** затем последовали **желтуха** и **кишечная непроходимость**. Более полугода я пролежала в больнице. Когда моему мужу удалось перевезти меня, нашего ребенка и обеих наших матерей в Австрию, я была очень слаба. По ночам поднимались боли, которые резали мое тело как ножами. В такие моменты я не могла ни лежать, ни сидеть, ни ходить, ни стоять; тут же начинались **спастические рвота** и **понос**. Я представляла собой абсолютно беспомощное существо. Врач говорил, что это **последствия тифа**, которые дают о себе знать иногда годами. Однажды некая пожилая женщина принесла маленький пузырек с темно-коричневой жидкостью с сильным запахом. Она узнала о моей болезни и хотела мне помочь. Эти шведские травы позволили ей избавиться от тяжелой болезни. В рукописи, которую она принесла с собой (это была »**Старая рукопись**«), в 46 пунктах рассказывается, как этими каплями лечится каждая болезнь. Эта рукопись осталась после знаменитого шведского врача. В ней говорилось, что все члены его семьи доживали до необычно глубокой старости. Шведские горькие травы лечат (в соответствии с пунктом 43) »чумные бубоны, если они даже в горле«. Поначалу я поставила капли в домашнюю аптечку. Я просто не верила, что эти скромные капли могут вернуть мне здоровье, если даже сам врач не смог этого сделать. Но вскоре мне довелось убедиться в обратном. Передо мной стояла огромная корзина переспелой груши, которой нельзя было дать пропасть. В этот момент у меня начался очередной приступ. Меня убедили в том, что эти капли можно не только принимать внутрь, но и использовать наружно как компрессы. Недолго думая, я намочила каплями вату, поверх нее положила полиэтиленовый пакетик как компресс на живот, надела сверху пояс-корсет и снова принялась за работу. Удивительно хорошее ощущение тепла объяло мое тело, и вдруг у меня появилось такое чувство, будто кто-то одним мановением руки снял с меня все болезненное. Я уверяю вас, что этот один-единственный компресс, который я не снимала целый день, разом избавил меня от всех моих хворей последних месяцев. Мою болезнь как ветром сдуло, и с тех пор больше никогда не было приступов.

Наш шестилетний сын пострадал от овчарки, особенно у него пострадало лицо. Остались отеки вокруг темно-красных рубцов, которые шли от носа вниз ко рту. В »Старой рукописи« под пунктом 33 можно прочитать, что капли удаляют все **рубцы, следы от ран** и **порезы** (даже если они застарелые), если их смазывать до 40 раз. Итак, мы смазывали рубцы нашего сына ежедневно перед сном. Очень скоро от них не осталось и следа, даже от тех глубоких, которые были около носа.

Накопив такой опыт, я приехала в Грискирхен. Как-то я зашла в один крестьянский двор и увидела там молодую крестьянку – мать двух малолетних детей, доившую корову. »Лучше бы ты поставила меня к стенке и пристрелила«, - сказала она вместо приветствия. Оказывается, у нее уже несколько недель были невыносимые головные боли, а поскольку врач опасался, что у нее в голове опухоль, ей нужно было поехать в Линц сделать рентген. В этот же вечер я прислала ей со своим сынишкой бутылочку шведского горького бальзама, чтобы она с помощью компресса с ним хотя бы на ночь избавлялась от болей. Как же я была удивлена, когда в 7 часов утра я увидела у своих дверей крестьянина. »Что ты прислала моей жене? После того как она приложила к голове смоченную каплями вату, почти через две минуты ее страшные головные боли прошли. А утром из носа в глотку вышли две ржаво-коричневые пробки толщиной с палец«. Это было запущенное **заболевание лобной пазухи**, которое прошло благодаря одному компрессу. Эта крестьянка свято верит в шведский горький бальзам и по сей день. Несколько лет назад она также компрессами вылечила свою маленькую дочку от очень серьезного **воспаления легких** и старается следить за тем, чтобы эти капли всегда были в домашней аптечке.

Одна женщина много месяцев страдала **нагноением лобной пазухи** (гнойным фронтитом). Она не могла дышать носом. Кроме того, у нее были невыносимые головные боли. Сильные антибиотики и светолечение ей не помогали. Тогда она стала делать на ночь компрессы со шведским горьким бальзамом на лоб, глаза и нос. Уже после первого раза она почувствовала облегчение. После трех следующих освободились дыхательные пути и из носа вышли большие гнойные пробки.

В лицо я знала одну молодую женщину, которая после рождения шестого ребенка превратилась в тень. Я заговорила с ней и узнала, что в настоящий момент она **ничего не может есть**. Детишек она отправила по разным местам. Я посоветовала ей шведские травы. Примерно через три недели я нашла ее снова здоровой, свежей женщиной. Капли оказали великолепное действие. Она опять начала все есть и всех детей снова собрала дома. »У меня такое ощущение, словно меня отпустил какой-то зверь«, - сказала она. Кроме того, она рассказала, что ее мама лежала в больнице – у нее сильно распухла нога, и она уже давно ходила с палочкой. 75 инъекций не дали результатов. Она послала матери рукопись и порекомендовала ей шведский горький бальзам, который ей очень быстро помог. Нога была в норме, и палка была больше не нужна.

Однажды я получила письмо из Германии, в котором одна знакомая просила меня, чтобы я тепло приняла ее племянницу, находившейся в Галлшпахе на лечении. Когда эта молодая женщина в первый раз приехала в Грискирхен, я просто испугалась. Ее буквально вытащили из машины, а затем подсунули ей два костыля. Несмотря на помощь, этому **искалеченному телу** понадобилось более четверти часа, чтобы доковылять до моей квартиры, расположенной на втором этаже. Суставы обеих ног были деформированы, пальцы рук скрючены и были неспособны что-либо держать. При ходьбе она волочила ноги и верхнюю половину туловища, рывками выбрасывая их вперед. Я стала в дверях квартиры, прижав руки к сердцу, и ничего не могла сказать, кроме как: »Как же это вы - молодая женщина - так ужасно заболели?« »За одну ночь, после рождения четвертого ребенка«, - ответила она. Совсем неожиданно, одна ночь — и эта молодая симпатичная женщина лежала скрюченной в своей кровати. В Германии ее таскали по врачам, но никто не мог ей помочь. Два раза в год на протяжении четырех лет она приезжала в Галлшпах к доктору Цайляйсу, который ей сказал, что он может только облегчить ее состояние, но не вылечить. Сердце разрывалось, глядя на то, как она брала кофейную чашку тыльными сторонами кистей скрюченных рук. Я порекомендовала ей шведский горький бальзам, который тогда получали в Германии под названием »Crancampo«. Сегодня многие аптеки и магазины парфюмерных и аптекарских товаров имеют его в продаже (см. вышеприведенный рецепт). Она ухватилась за него как утопающий за соломинку. Это было в феврале 1964 года. В сентябре того же года эта молодая женщина из Галлшпаха позвонила мне, чтобы я встретила ее на автобусной остановке в Грискирхене. Мою настороженность сменило радостное удивление, когда я увидела выходящую из автобуса молодую смеющуюся женщину. Она шла сама, немного опираясь на палочку. Ее **руки не были скрючены**, **ноги** приобрели **почти нормальную форму**, только на левой ноге колено и голеностопный сустав оставались отечны. Но и это к 3 августа 1965 года, то есть через год, совсем прошло. Тогда она приезжала в Галлшпах уже без палки и абсолютно здоровая на лечение в последний раз. При рождении четвертого ребенка в процесс были вовлечены почки и привели к таким деформациям за одну ночь. Она ежедневно разводила три раза в день в чуть теплой воде по одной столовой ложке шведского горького бальзама, распределив его равномерно и принимая глотками до и после еды. Несмотря на то, что он приготовлен на водке, почки нормально переносят этот алкоголь.

Я хочу привести еще некоторые примеры невероятного действия шведского горького бальзама. От моей сестры, жившей в Германии, я узнала, что одна знакомая уже почти 15 лет передвигается в инвалидной коляске. Она жила в годы войны в Праге, и в 1945 году (такова была судьба тысяч немцев) ее загнали в подвал жилого дома. Там она неделями оставалась без соломы или вообще чего-либо, на чем можно было спать. Позднее она с мужем переехала в Лейпциг. Вскоре начались **тяжелейшие деформации суставов**. В конце концов, ей оставалась только жизнь в инвалидной коляске. Я узнала об этой судьбе после того, как скоропостижно умер ее муж и оставил свою несчастную жену одну. Парализованная должна была съехать с квартиры и поселиться в другой меблированной комнате. Из Австрии нельзя было пересылать в ГДР ни лекарственных трав, ни медикаментов. Мне пришлось постоянно передавать в Лейпциг шведские травы через одно пограничное местечко в Баварии и притом через каждые два месяца. Вскоре я стала получать обнадеживающие письма. Больная три раза в день принимала по столовой ложке бальзама в небольшом количестве воды, разделив порции для приема до и после еды. Постепенно деформации стали проходить, суставы стали подвижнее. Мы молились - она в Лейпциге, я в Грискирхене. Через три четверти года ее состояние улучшилось настолько, что она после 15 лет в инвалидной коляске, тогда обездвиженная, а теперь медленно выздоравливающая, впервые смогла выйти из квартиры. Дело шло на поправку. Она уже могла сама мыть окна и делать другие домашние дела, которые прежде делали за нее добрые люди. Сколь велика была ее вера в Бога даже в тяжелейшие периоды ее болезни, подтверждала и природа: липа под ее окном откликалась на все перипетии болезни и служила ей утешением. То, как дерево распускалось и зацветало, как желтели листья и весело суетились птицы на голых ветках в зимние месяцы — стало настоящим источником ее радости. Она каждый день благодарила Господа за эту милость.

Как-то раз мы купались в Оффэнзее. Чтобы посидеть на берегу, мы воспользовались деревянной балкой. Один ее конец мы положили на забор. Тут же рядом я поставила сумку с купальными принадлежностями. Собираясь домой, я стала укладывать в сумку вещи. Вдруг мне показалось, что меня как будто молния ударила. Тяжелая балка упала мне прямо на ногу. От колена вниз нога стала темно-сине-красной и выскочили два желвака величиной с кулак. Меня сначала отнесли в машину, а потом подняли и в комнату. Мой муж хотел пригласить врача из Эбензее, а я попросила его сделать мне компресс со шведскими травами. Уже через полчаса я была в состоянии сама подняться в столовую, а на следующий день нога была в полном порядке. **Никаких кровоподтеков** на ней не было, желваки тоже исчезли.

Еще одна беда произошла на Оффэнзее. Четырехлетнюю девочку ужалил в плечо шершень. Рука очень сильно распухла. Я взяла шведский горький бальзам. Прежде чем родители успели одеть ребенка, я уже сделала ей компресс. По дороге к машине я положила ей вату с бальзамом на распухшее место. А когда мы подошли к машине, это примерно три минуты, **опухоль** уже почти спала. И врач не понадобился.

Однажды я собирала малину, и меня укусило за большой палец **ядовитое насекомое**. За ночь палец разнесло, и он стал как сарделька. Одна женщина, увидев меня в магазине, сказала в ужасе: »Немедленно идите в больницу, такая инфекция может закончиться трагично«. На ночь я положила вату, смоченную шведским горьким бальзамом, а утром палец был уже в порядке.

Однажды в домовой прачечной мне не повезло. Это был момент, когда стиральная машина еще работала, но вода не сливалась. Запутавшееся белье нужно было вынуть из горячей воды деревянными щипцами. У меня же манера делать все быстро и энергично. Щипцы сорвались и очень сильно ударили мне в правый глаз. Растерявшись от боли, полу вслепую, я на ощупь поднялась на первый этаж. Едва я успела наложить тряпочку со шведским горьким бальзамом на свой глаз, как боль сразу унялась. Через некоторое время я осмотрела в зеркале пострадавшее место. Все вокруг глаза - и вверху и внизу - было сплошным кровоподтеком. С этим компрессом я и отправилась через четверть часа в свою прачечную. Несколько дней подряд я делала себе на ночь такие компрессы, чтобы избежать нежелательных последствий.

Как и каждый год, я была в Мюльлакене и принимала ванны по методу Кнайпа. Однажды старшая медсестра привела ко мне женщину, которая, скрючившись от боли, входила вслед за ней в мою комнату. Она страдала от **приступов желчного пузыря** и хотела получить у меня совет. Лекарства ей не помогали, а врач рекомендовал обязательно оперироваться. Я предложила ей раздеться и сделала компресс со шведским горьким бальзамом на область желчного пузыря. (Перед такими компрессами кожу надо сначала смазать или свиным жиром, или мазью календула, в противном случае спирт стягивает кожу. На больное место кладут хорошо отжатую вату со шведским горьким бальзамом, затем сухую вату и полиэтиленовый пакет для сохранения тепла и завязывают сверху платком или тканью. После снятия компресса кожу надо припудрить во избежание **покраснения** или **раздражения**!). Я только собиралась ей предложить надеть пояс (для чулок), как она сказала: »Больше уже не болит!« - и встала. Боли прошли очень быстро. Наряду с компрессами она принимала еще капли три раза в день по 1 ч. л. в небольшом количестве воды или пила чай из трав. Больше приступов у нее не было.

Много лет я опекала одну одинокую женщину. Она **плохо слышала**, и это осложняло наше общение. В »Старой рукописи« написано: »**Они** (шведские травы – примеч. пер.) **возвращают и утраченный слух**«. Я предложила ей смазывать слуховой проход шведским горьким бальзамом: смоченный им указательный палец надо засунуть в ухо. Перед этим надо не забыть смазать ухо еще растительным маслом, чтобы не было раздражения. Женщина смазывала бальзамом еще кожу и вокруг ушей, и вокруг глаз, виски и лоб. И вскоре она снова начала слышать, ее лицо стало молодым и свежим. А когда однажды, выходя из автобуса, она попала под машину, и пострадало ее лицо, то именно шведский горький бальзам привел его в порядок, избавив ее от темно-сине-красных кровоподтеков. 1 февраля она отмечала свой 89-й день рождения. Со слухом больше не было проблем и с нашим общением тоже. Как часто люди, слушавшие мои доклады, говорили мне, что благодаря шведскому горькому бальзаму они откладывали в сторону свои слуховые аппараты! Бальзам, принимаемый внутрь, помогает и от тугоухости, и во всех других случаях при приеме внутрь или наружно - когда есть боли. Он налаживает кровообращение там, где болит, и боли проходят очень быстро. Поэтому особенно **эпилептикам** рекомендуется ставить компрессы со шведским горьким бальзамом на затылок. Причина таких приступов чаще всего бывает давнишней. Или травма головы или какой-нибудь шок, полученные в детстве.

Во время одного моего доклада в Галлшпахе пришел ко мне молодой человек, переживший страшную автокатастрофу – двойной перелом основания черепа. После того как все зажило, начались **эпилептические припадки**, да по нескольку раз в день. Я посоветовала ему компрессы со шведским горьким бальзамом на затылок и ежедневно пить по четыре чашки крапивного чая с двумя столовыми ложками шведского горького бальзама. При тяжелых эпилептических припадках очень важно не только делать компрессы, но и пить чай из крапивы. Спустя два месяца он забежал ко мне и у ограды рассказал, что эпилептические припадки полностью прекратились!

Воспаление мозговых оболочек (менингит), травмы головы (удары или падения), заикание и **нарушения речи** успешно лечатся компрессами со шведским горьким бальзамом на затылочную область. Такие же компрессы применяют и для лечения бурсита. Но я хотела бы все же еще раз подчеркнуть, что при всех этих тяжелых заболеваниях сначала надо показаться врачу.

Насколько я могу судить по письмам, предлагаемые мной компрессы со шведским горьким бальзамом оказывают благоприятное воздействие при **отслойке сетчатой оболочки,** при **кровоизлиянии в сетчатку и при ее дистрофии.** Всем этим людям грозила слепота. Эти аппликации делаются на 1 час на закрытые глаза. Но не следует упускать момент **утомления здоровых глаз**, а следует делать аппликацию и в профилактических целях. Одновременно надо утром и вечером проводить по векам пальцем, смоченным шведским горьким бальзамом, ведя палец к уголкам глаз. Таким образом, можно сохранить хорошее зрение до глубокой старости.

В связи с тем, что шведский горький бальзам – это великолепный помощник для нашего здоровья, он всегда должен иметься в вашей домашней аптечке. Его нужно иметь не только дома в небольших бутылочках, но и брать с собой в дорогу как верного попутчика. Иногда вас не устраивает еда вне дома и необходимо немного **подбодрить желудок** или вы чувствуете **усталость и растерянность**. И тут шведский горький бальзам – ваш эликсир. Надо только выпить глоток, смешав его с водой, потереть им виски, лоб, вокруг глаз и за ушами, и вы сразу же почувствуете себя бодрым и оживленным.

Если у вас **насморк** со всеми неприятными явлениями, такими, как усталость, разбитость, чувство тяжести в голове и в желудке, надо поднести к носу тампон, смоченный шведским горьким бальзамом, и глубоко вдохнуть. Вы сейчас же почувствуете облегчение в голове и в носу. Если **простуда** уже опустилась к **бронхам**, то бальзам надо вдыхать ртом. Здесь вы тоже сразу почувствуете облегчение. Во время эпидемии гриппа нужно ежедневно принимать по 1 ч. л. бальзама, а иногда и столовую ложку в небольшом количестве тепловатой воды, и гриппа как не бывало. Где бы у вас ни появились боли, шведский горький бальзам поможет всегда, принимаете ли вы его внутрь, растираетесь ли им снаружи или делаете компрессы.

Несколько лет назад у меня были **почечные колики**. Ненадолго врач вышел. А я в это время сделала себе компресс со шведским горьким бальзамом. Когда врач вернулся, боли уже прошли. Мне было несколько неловко от того, что я напрасно потратила его время. Врач же не переживал по этому поводу, но только хотел обязательно знать, как это колики прошли так быстро. Когда он услышал, что помог компресс, сказал: »Отлично, значит, инъекция не нужна!« Он сам хорошо относился к шведскому горькому бальзаму. И если я попадала к нему, он только говорил: »Тебе я ничего не прописываю, потому что у тебя же есть твой шведский горький бальзам!« Именно он-то и рассказал мне о многих лечебных травах подробнее.

Однажды ко мне пришла одна старая женщина, давно ходившая с палочкой. Ее искалечили подагра и ревматизм, никакое лекарство ей не помогало, и ее нервы тоже были на пределе. Три раза в день по 1 ч. л. шведского горького бальзама в чашке с чаем из крапивы или из полевого хвоща - и через три недели я услышала, что она ходит уже без палки.

Как известно, на Сретенье бывает больше всего похорон. Одна женщина из церковного хора получила травму на катке. И так как нас в хоре очень мало, мы не могли без нее обойтись. Идя из церкви, я встретила ее в городе. У нее **не сгибалось колено**, и она не смогла бы подняться на хоры по крутым ступенькам. Вскоре я уже была у нее со своим компрессом. Будучи женой врача, она отнеслась к моим приготовлениям весьма и весьма скептически. Однако когда она через несколько минут без всякого труда смогла уже разогнуть колено, а на следующий день столь же легко подняться по ступенькам на хоры, она изменила свое мнение о бальзаме. Беда случилась и с другой участницей хора. Во время занятий зимним спортом та **повредила себе голеностопный сустав**. Мы знали, что ее положили в стационар. Тогда моя »первая« пациентка заставила меня пойти ко второй, той, что с голеностопным суставом, и подлечить ее таким же образом. Мне не хотелось этого делать, так как та была в больнице. Но обстоятельства все-таки толкнули меня на этот шаг, ведь назавтра я рисковала остаться в хоре вообще одна. Наша »раненая« лежала на кушетке с распухшим суставом – ей всего-навсего посоветовали положить ногу повыше. Боли были сильные. Компресс с бальзамом принес ей облегчение моментально. На следующий день она пришла в хор, несмотря на то, что на улице был гололед. Боли прошли, голеностопный сустав был нормальный, и наш реквием был спасен.

Во время одного посещения Мюльфиртеля я увидела за соседним столом в одном из ресторанчиков мужчину, который корчился от боли. Это был у него уже не первый приступ, медикаменты не помогали. Я достала свой бальзам, налила одну столовую ложку, разбавила тепловатой водой и дала ему. Пока он пил, его лицо стало розоветь, и он никак не мог понять, как это так боли мгновенно утихли. Через полгода я снова оказалась в этой местности. Я уже забыла об этом случае, и вдруг какой-то господин обратился ко мне и очень горячо стал меня благодарить. Он явно помолодел. Он рассказал, что приготовил себе шведский горький бальзам и стал принимать его. Все жалобы на **поджелудочную железу** и **острый гастрит** исчезли. Так как бальзам лечит поджелудочную железу, то его можно рекомендовать и **диабетикам.**

Родимые пятна, бородавки, и даже **гемангиомы** и **жировики** проходят, если их часто мазать бальзамом, а также **мозоли** и **геморрой.** Проходят **шум и звон в ушах**, если смоченную бальзамом ватку положить в уши. **Улучшается память**, если часто смачивать им первый шейный позвонок, он **очищает кровь** и **стимулирует кровообращение**, избавляет от **колик и плохого пищеварения, головных болей, болей в желудке** и **желчном пузыре, от болезней печени** и **по-**

чек (даже если нельзя принимать алкоголь). При **тромбозах** и **воспалении вен** сначала наносят слой мази »календула« толщиной со спинку лезвия ножа, а затем делают компресс со шведским горьким бальзамом. После выздоровления делают ванночки для ног с крапивой для улучшения кровоснабжения. Бальзам вылечивает **вялость кишечника, приступы головокружения** и даже **параличи.** При всех болезнях он оказывает ценнейшую помощь. Помогает даже при раке. При острых приступах боли принимают одну столовую ложку бальзама в небольшом количестве воды или чая из трав. А если принимать его по чайной ложке три раза, утром, в обед и вечером, с водой или чаем из трав, то можно приобрести здоровье, работоспособность до глубокого возраста. Коль скоро его принимают при всех заболеваниях без исключения, то и говорить можно просто о восстановлении и сохранении здоровья человека.

Вы пробуждаете жизненный дух и укрепляете жизненные силы, которые в наше время так необходимы. Сохраните свое здоровье благодаря этому эликсиру, работоспособность и радость труда во имя своей семьи и для своих близких.

Зайдя в один крестьянский двор, я узнала, что 12-летнему сыну хозяина предстояла операция на ухе. За барабанной перепонкой из-за воспаления образовался гнойный очаг. Я была против операции, так как после таких операций иногда пропадает слух. Поэтому мы смочили ватку бальзамом и положили ее в ухо. Благодаря этому из уха выходило ежедневно столько гноя, что боли вскоре прошли, операция не понадобилась.

При неизлечимом **раке кишечника** – речь шла о молодой матери пятерых детей, врач сказал, что жить ей осталось всего несколько дней. Тогда я посоветовала ставить компрессы на область кишечника и одновременно чай из корней аира, которые замачивают на ночь в холодной воде (1 чашка воды, 1 ч. л. без верха корней аира, пить по одному глотку перед каждым приемом пищи и после еды и еще очищающий кровь чай из календулы, тысячелистника и крапивы, взятых поровну). Этого чая надо выпивать в течение дня не менее двух литров. Сегодня женщина чувствует себя настолько хорошо, что можно рассчитывать на ее полное выздоровление.

Одна женщина из Хайльбронна (ФРГ) пишет: »Мой племянник (ему 41 год) писал мне из Сакраменто (Калифорния), что у него ежедневно бывают тяжелые **кишечные кровотечения**. Заключение врачей было безжалостным – **рак кишечника.** Поэтому необходимо было предпринять что-то помимо врачей. Я послала ему Вашу брошюру »Аптека, дарованная нам Богом«, шведский горький бальзам, корень аира и другие травы – календулу, тысячелистник и крапиву. Он выполнял все, что написано в брошюре. Через год мой племянник был снова работоспособен. Тяжелые кровотечения прекратились на 4-й день после приема указанных трав. Потом постепенно стала проходить слабость, и он перестал терять вес«.

Один 52-летний мужчина, которого десять лет лечили от **сердечной астмы**, должен был ежедневно принимать по восемь таблеток, уже много лет он мог спать только сидя, при каждом шаге вскидывал вверх руки, чтобы вдохнуть, при этом ужасно хрипел. Мне показалось, что он задыхается совсем не от сердца, а от печени. Я сделала ему на область печени компресс со шведским горьким бальзамом. Внутрь он должен был с этого дня начать принимать чай из плауна с одной чайной ложкой шведского горького бальзама – по одной чашке утром и вечером. Мое предположение подтвердилось уже в первую же ночь. Он уже опять смог спать лежа. Тяжелая одышка не позволяла ему сделать ни шагу дальше дверей своего дома. Шведский горький бальзам и плаун быстро помогли ему настолько, что уже через три дня он стал по два раза в день обходить свой садик. Сейчас он понемногу выздоравливает.

Рана, никак не закрывавшаяся после операции, закрылась за одну ночь, после того как пациент принял хорошую порцию шведского горького бальзама. Единственный глоток заставил затянуться рану, которая оставалась открытой в течение трех лет, и которую ежедневно надо было обрабатывать.

Воспаления и нагноения как результат несчастного случая, операции или пункции, беспокоившие годами, проходили после наружного лечения и приема внутрь шведского горького бальзама. Так мне сообщали пациенты.

Экономка одного епископа из Бургенланда рассказала мне, что у ее 23-летней племянницы был от рождения **дефект слуха**. На консультации в одной университетской клинике ей сказали, что операция бесполезна. Тогда эта экономка посоветовала своей племяннице шведский горький бальзам – для введения в слуховой проход. Они были поражены, когда племянница после такого применения на 14-й день стала нормально слышать.

Одно письмо из Граца (земля Штирия), мои дорогие читатели, я не могу не привести: »Совершенно случайно, или, может быть, лучше сказать по милости Господа, я заговорила в автобусе с очень счастливым человеком. Ему было 74 года. Он **восстановил слух** при помощи шведского горького бальзама за одну ночь. Во время войны в 1944 году после тяжелого **ранения в голову (был задет мозг)** этот человек оглох. Для восстановления слуха ему потребовалось всего три раза заложить тампон со шведским горьким бальзамом в уши«. (Такие сообщения документируются письмами.)

Господин из Верхней Баварии сообщает: »При несчастном случае я **поранил** правую **руку**. Шведский горький бальзам быстро смягчил невыносимую боль. Когда я **оглох на одно ухо**, то вернул себе слух, смазав его только два раза бальзамом, просто чудо!« Скольким **глухонемым** можно было бы помочь таким же образом! И если бы это был только один человек!

Однажды после доклада я узнала от одной женщины в зале, что она уже два года страдает от того, что у нее **ослабли мышцы сфинктера**. Врачи считали, что ничего нельзя сделать. Шведский горький бальзам в сочетании с травой пастушья сумка (ее надо мелко порезать и настоять на водке 10 дней в теплом месте, лечит атрофию мышц и тяжелые заболевания мышц), четырьмя чашками манжетки и шестью глотками чая из корня аира в день все привели в порядок за короткое время.

Как-то позвонили мне из Вены, женский голос сказал: **»Я благодарю вас за ваши шведские травы!«** Она рассказала, что ей было 12 лет, когда она вместе с другими школьниками отправилась в поход в горы. Она шла за девочкой. Во время подъёма горный ботинок этой девочки случайно угодил ей в лицо. После этого случая она в течение 40 лет страдала из-за постоянных **нагноений в челюсти**, перенесла 16 операций на челюсти и бесконечные пункции, вынуждена была бросить учебу, не смогла получить желаемую профессию, вынуждена была вести хозяйство у чужих людей, постоянно испытывая боли в челюстной области. Через 40 лет, будучи уже в возрасте 52 лет, она прочитала о шведском горьком бальзаме, стала делать компрессы на челюсть и, наконец, избавилась от болей.

»Старая рукопись«

Копия подлинника »Целебная сила шведских трав«

1. Если бальзам часто вдыхать и нюхать, мазать им первый шейный позвонок, время от времени класть смоченную им тряпочку на голову, то **боль и головокружение** проходят, **память** и работа мозга улучшаются.

2. Бальзам помогает, когда плохо видят глаза. После его применения проходят покраснения и боли, даже если **глаза воспалены** и все расплывается как в тумане. Проходят **помутнение роговицы и катаракта**, если систематически орошать уголки глаз или класть увлажненную тряпочку на закрытые глаза.

3. **Оспа** и **всякие высыпания** на коже, **корочки** в носу или в другом месте на теле проходят, если их часто и хорошо смазывать.

4. При зубной боли в небольшом количестве воды надо взять 1 ст. л. бальзама, некоторое время эту жидкость подержать во рту или смочить больной зуб тампоном. Боль прекратится и гниение постепенно пройдет.

5. **Пузырьки на языке** или другие повреждения на нем надо тщательно смочить бальзамом, все пройдет очень быстро.

6. Если **горло воспалено или поранено**, трудно глотать пищу и пить, нужно утром, в обед и вечером взять бальзам и оросить им горло; воспаление пройдет.

7. Если в **желудке спазмы**, выпейте в этот момент одну столовую ложку бальзама.

8. При **коликах** надо медленно выпить одну за другой три столовых ложки бальзама, и вскоре вы почувствуете облегчение.

9. Бальзам действует как **ветрогонное** средство, успокаивает печень, снимает **желудочные и все другие боли**, помогает при **запорах.**

10. Бальзам – отличное средство для **желудка**, если он плохо **переваривает** и не удерживает пищу.

11. Помогает он и при **болях в желчном пузыре**. Рано утром и вечером надо принимать по одной столовой ложке и на ночь делать компрессы с бальзамом. Вскоре все боли пройдут.

12. При **водянке** надо шесть недель подряд принимать по столовой ложке бальзама в белом вине.

13. При **боли** и **шуме в ушах** нужно смочить тампон и положить его в ухо. Это не только хорошо помогает при болях, но и возвращает слух.

14. Если у женщины **маточные боли**, то ей нужно давать три дня подряд по утрам столовую ложку бальзама в красном вине, через полчаса она должна совершить прогулку, а тогда уже можно и завтракать, но только без молока. Принимать бальзам на молоке нельзя.

15. Если в последние 14 дней **беременности** принимать утром и вечером по столовой ложке бальзама, то это **стимулирует роды**. Чтобы быстрее вышел **послед**, после родов дают каждые два часа по кофейной ложечке бальзама, пока послед сам легко не выйдет.

16. Если после родов возникает **грудница**, надо положить увлажненную ткань, все быстро приходит в норму.

17. Если у ребенка **оспа**, дайте ему в зависимости от возраста соответствующее количество бальзама на воде. Когда оспинки начнут подсыхать, смачивайте их часто бальзамом, никаких следов не останется.

18. Бальзамом изгоняют **глистов**, даже **ленточных**, как у детей, так и у взрослых. Только детям надо меньше бальзама. Для этого необходимо положить смоченную тряпочку на пупок и следить, чтобы она не подсыхала.

19. При **желтухе** все проходит очень быстро, если давать три раза в день по столовой ложке бальзама и на **увеличенную печень** класть компрессы.

20. Бальзам помогает при **геморрое**, лечит **почки**, улучшает **настроение**, снимает **меланхолию** и **депрессию**, возбуждает **аппетит**, способствует **перевариванию пищи**.

21. Он помогает при **геморрое**, если сначала только смазывать довольно часто шишку. Принимая бальзам внутрь, особенно перед сном, вы почувствуете, что геморрой размягчается. Наружно накладывают смоченный бальзамом тампон. Он налаживает кровообращение, жжение проходит.

22. Если человек в **обмороке**, ему нужно, в случае необходимости, открыть рот и дать одну столовую ложку бальзама, и больной придет в себя.

23. Это средство принятое во внутрь, помогает и при **судорогах**, постепенно снимает боль.

24. При **туберкулезе легких** принимать бальзам утром натощак, лечение продолжать в течение шести недель.

25. Если отсутствуют **месячные** или они слишком обильные, бальзам надо принимать три дня подряд и повторять эту процедуру следует двадцать раз. Регулы станут нормальными в обоих случаях.

26. Это средство помогает и при **белях**.

27. Если у человека **эпилепсия**, ему сейчас же надо дать бальзам. Больной обязательно должен принимать бальзам, так как он укрепляет и пострадавшую нервную систему и тело, избавляя от всех болезней.

28. Он лечит **параличи**, избавляет от **головокружения** и **тошноты**.

29. Бальзам лечит **оспу** и **эризипелоид** (рожистые воспаления).

30. Если больной с **температурой** горит или его знобит, если у него слабость, то надо дать сто-

ловую ложку бальзама, и больной, если он еще не успел наприниматься других лекарств, очень быстро почувствует себя лучше, пульс наладится, а температура, если она даже была довольно высокая, снизится. Больному станет легче.

31. Бальзам лечит **рак, старые оспины, бородавки,** потрескавшиеся руки. Если гноится страя рана или на ней »дикое мясо« (разрастание грануляций), то все надо хорошо промыть белым вином и наложить ткань, смоченную бальзамом. Он ликвидирует **опухоли** и **»дикое мясо«**, снимает боли, рана начинает заживать.

32. Не опасаясь, можете лечить любые **раны**, как рубленые, так и колотые, часто смазывая их бальзамом. Нужно взять кусочек ткани, обмакнуть в бальзам и положить на рану. Боль скоро пройдет, рана не будет больше ни **гореть**, ни **гноиться**; заживают и старые стреляные раны. Если рана глубокая, туда можно накапать бальзам, даже предварительно не очищая ее. Если вы будете старательно накладывать на рану бинт с бальзамом, то она скоро заживет.

33. Бальзам удаляет все **рубцы**; даже застарелые **следы от ран** и **порезы**, если их смазать до 40 раз. После ран, вылеченных этим бальзамом, рубцов не остается.

34. Бальзам полностью залечивает все **свищи**, даже если кажется, что они неизлечимы, причем независимо от того, сколько лет был свищ.

35. Бальзам залечивает **ожоги**, от огня ли, от горячей воды или от масла, если их старательно смачивать им. При этом не бывает волдырей, снимается воспаление, даже гнойные волдыри полностью вылечиваются.

36. Проходят всякие **синяки** и **шишки**, независимо от того, от какого удара они возникли.

37. Если вы потеряли **аппетит**, вы обретете его вновь.

38. При **малокровии** принимайте бальзам, и вы снова приобретете хороший цвет лица; принимайте его некоторое время по утрам. Он очищает кровь, способствует кроветворению и улучшает циркуляцию крови.

39. У вас пройдут **ревматические боли**, если вы будете принимать бальзам утром и вечером, а также накладывать ткань с бальзамом на больные места.

40. Бальзам лечит **обмороженные руки** и **ноги**, даже если есть открытые раны. Ткань с бальзамом надо накладывать как можно чаще и обязательно на ночь.

41. При **мозолях** на ногах надо накладывать тампон с бальзамом, следить, что бы он все время был влажный. Через три дня мозоль отпадет сама или надо будет вытащить ее стержень — это безболезненно.

42. Бальзам лечит от **укусов** бешеных собак и других животных, если его принимать внутрь, так как он обезвреживает все яды. На раны накладывают ткань, смоченную бальзамом.

43. При **чуме** (и при других заразных болезнях) бальзам надо часто принимать в течение дня, так как он излечивает **чумные бубоны**, даже если они уже в горле.

44. Если вы плохо спите по ночам, примите перед сном бальзам. Если **бессонница** на нервной почве, положите на область сердца тряпочку, смоченную разведенным в воде бальзамом.

45. **Пьяного** мгновенно можно отрезвить двумя столовыми ложками бальзама.

46. Кто принимает бальзам утром и вечером, тому не нужны другие лекарства, так как он укре пляет тело, оживляет нервы и освежает кровь, снимает **дрожь в руках и ногах**. Короче, лечит все. Тело остается упругим, лицо молодым и прекрасным.

Внимание! Все указанные количества бальзама необходимо разбавлять водой или чаем из трав.

Перечисленные пункты »Старой рукописи« дают представление об огромной удивительной целебной силе этого сбора из трав. С полным правом можно утверждать, что нет такой болезни, при которой шведский горький бальзам не помогал бы. Как минимум, это основа для любого лечения.

Способы применения — Шведский горький бальзам

Прием внутрь: в целях профилактики, как свидетельствует »Старая рукопись«, утром и вечером надо принимать по 1 ч. л. в разбавленном виде. Если не все хорошо, можно принимать по 3 ч. л. в день в разбавленном виде. Если заболевание серьезное, то надо принимать от 2 до 3 ст. л. ежедневно следующим образом: каждую столовую ложку разбавить 1/8 л. чая из трав и разделить так, чтобы принять за полчаса до еды и спустя полчаса после каждой еды.

Компресс со шведским горьким бальзамом: в зависимости от размеров больного места взять небольшой кусочек ваты или лигнин, смочить шведским горьким бальзамом, наложить на больное место, смазанное жиром или мазью из календулы. Сверху положить пленку, чтобы не испачкать белье. Затем завязать платком или обмотать бинтом, компресс в зависимости от заболевания оставляют на 2-4 часа, а если пациент терпит, то и на всю ночь. После снятия компресса кожу надо припудрить. Если возникает раздражение, компресс ставят ненадолго или вообще некоторое время не делают. Аллергикам лучше обходиться без пленки (клеенки) и завязывать просто плат ком или бинтом. Ни в коем случае не забывайте смазывать кожу жиром! При раздражении мажьте это место мазью »календула«.

Большой шведский горький бальзам

Несмотря на многочисленные просьбы, снова опубликовать рецепт Большого шведского горького бальзама, я не смогла на это решиться. Здесь представленные успехи в лечении различных болезней были достигнуты именно при применении Малого шведского горького бальзама. Рецепт Большого шведского горького бальзама был опубликован первым издателем брошюры – без моего согласия. Но и при лечении Большим шведским горьким бальзамом были получены отличные результаты.

Вино для сердца

В брошюре »**Так лечит Бог**« (Медицина святой Хильдегард фон Бинген как новый, близкий к природе способ лечения) доктора Готтфрида Гертцки, вышедшей в издательстве »Кристина« (Штайн-на-Рейне, Швейцария), среди других есть великолепный рецепт для сердечников; он дает очень хорошие результаты.

Аббатиса Хильдегард фон Бинген жила 800 лет назад (1098-1179) и умерла на 81-м году жизни. Будучи, как теперь говорят, мистиком, она в состоянии абсолютного бодрствования как бы считывала информацию с »небесного телевизора«. В конце жизни, завершая свои дела, она свидетельствует, что все, о чем она написала, она взяла исключительно из этих небесных видений и слов; все перечисленные болезни и описанные ею лекарства – все это ей поведал Господь.

Папа Евгений III велел проверить ее дар провидения, и церковь признала это как милость Господа Бога к ней. Теперь, когда прошло уже 800 лет, современная медицина тоже признает ее медицинские познания.

Доктор Гертцка, врач общей практики, натуропат в Констанце на Боденском озере, приводит в своей книге »Так лечит Бог« некоторые рецепты Хильдегард.

Рецепт »Вино для сердца« дает хорошие результаты при всех случаях **ослабления сердечной деятельности** и **болезнях сердца**. Доктор Гертцка широко использует его в своей врачебной практике. Я сама уже несколько раз передавала этот рецепт – результат был удивительно хорош. Даже при **стенокардии** он дает ощутимое улучшение.

Рецепт вина для сердца

10 свежих стеблей **петрушки** с листьями положить в 1 л. натурального, чистого вина, добавить 1-2 ст. л. чистого **винного уксуса**. Дать вскипеть на маленьком огне в течение 10 минут. (Внимание: уксус очень пенится!) После этого добавить 300 г **натурального пчелиного меда** и еще раз поварить 4 минуты. Горячую массу процедить и разлить по бутылочкам в горячем виде, сполоснув их крепким спиртом. Хорошо закрыть! Осадок на дне не вреден и его спокойно можно пить. Хочу добавить: мед можно и не кипятить. Это по желанию.

Доктор Гертцка полагает, что »вино может быть и белое, и красное, но, в любом случае, оно должно быть натуральным... А вот порядок приготовления необходимо соблюдать: мед надо класть после первого кипячения, он тоже должен быть проварен. Не бойтесь, его варить... Варите себе спокойно вино для сердца с петрушкой и медом!«

Он рассказывает дальше: »Если ты ощущаешь свое сердце, прими в течение дня 1, 2, 3 и более столовых ложек этого вина и **покалывание сердца** (может быть связано с переменой погоды или с нервами) как ветром сдует. Не беспокойся, вреда ты себе этим не причинишь. Это средство помогает не только при **первоначальных легких болях**, но также при настоящем **ослаблении сердечной деятельности**, и даже при больном сердце. Может иногда принести и выздоровление«.

21 января 1980 года я получила письмо от одной женщины из-под Зальцбурга. Вот оно: »Я сообщаю Вам, что я приготовила себе вино для сердца. И Вы знаете, поразительные результаты! 10 лет назад меня оперировали. Мне сказали, что у меня слабое сердце и поэтому у меня всегда будут боли. Они не могли их снять. Это значит, что я сама должна была что-то делать. Благодаря этому вину мои боли через два месяца прошли, прошла и слабость«.

Превосходный чайный сбор для всей семьи

Начать надо ранней весной с первых цветков мать-и-мачехи и продолжать эту работу в течение всего года — брать, чем одаряет нас природа.

Мать-и-мачеха (цветки, позднее листья).
Первоцвет (примула), головки.
Фиалка (все разновидности), цветки и листья.
Медуница (головки).
Кислица (цветки).
Будра, очень немного, как пряность (верхние головки цветков).
Крапива (первые молодые побеги весной).
Манжетка (листья и цветки).
Вероника (цветки, стебли и листья).
Земляника (листья), **ежевика** и **малина** (молодые побеги).
Бузина (побеги, позднее цветки).
Маргаритка.
Цветки липы, собирать при солнце.
Ромашка, собирать при солнце.
Таволжник луговой (цветки).
Календула (цветки).
Ясменник (цветки, стебли и листья).
Чабрец (цветки, стебли и листья).
Мелисса (цветки, стебли, листья; можно и без цветков).
Мята перечная (цветки, стебли, листья; можно и без цветков).
Тысячелистник (собирать при солнце; небольшое количество).
Коровяк (цветки), собирать при солнце.
Зверобой (цветки), собирать при солнце.
Душица, дикая (цветки и листья).
Кипрей (иван-чай), листья, стебли и цветки.
Сосна (совсем молодые побеги).
Подмаренник (цветки, стебли, листья).
Роза, лепестки, всех цветов (при биологической подкормке!).

Травы нужно хорошо просушивать, а поздней осенью смешивать — будет превосходный, полезный, ароматный чай, приятный на вкус. Зимой он украсит ваш ужин, и вы будете вспоминать чудные солнечные часы, которые вы провели на лоне природы. На каждую чашку кипятка (¼ л.) надо брать 1 ч. л. (с верхом) смеси трав, только заваривать, и дать немного настояться.

Советы при разных заболеваниях

Артроз, артрит, коксартроз

Все нижеизложенное относится и к воспалениям суставов, деформациям, дегенеративным изменениям в суставах. Все это излечимо, боль проходит, правда, медленно, даже деформации исчезают в течение полутора лет. Больные со временем бросают свои палки и костыли, надо сказать, довольно быстро. Нужно пить утром и вечером за полчаса до еды чашку чая из **полевого хвоща**, который настаивают полминуты; в течение дня 4 чашки **чая из крапивы**, которые следует тоже только заварить и совсем немного настаивать. Из этих четырех чашек надо отлить три раза по полчашки и добавлять туда каждый раз по столовой ложке **шведского горького бальзама**. Все количество, распределив, выпивают до и после каждой еды.

На больные места - на коленный сустав и другие - нужно делать на четыре часа компрессы со шведским горьким бальзамом. Не забывайте смазывать кожу перед компрессом свиным жиром или мазью из календулы, а после каждый раз припудривать, чтобы не было раздражения. Листья **савойской** или **белокочанной капусты** прогладить утюгом и в горячем виде наложить на больные суставы, завязав теплым платком. Все это приносит облегчение.

Помогает также и растирание **эссенцией из окопника**. При воспалении суставов следует применять **припарки с хвощом полевым** (см. с. 72).

Наряду с листьями капусты и трав очень рекомендуются аппликации с **листьями борщевика***. Эти листочки вы найдете везде: на межах и опушках, на склонах холмов и на лугах, в редких влажных лиственных, смешанных и в пойменных лесах. Растение имеет большие плоские зонтики – зеленоватые или светло-розовые. Его хорошо видно на лугах и межах благодаря его высоте.

У нашей 93-летней бабушки на левом колене однажды появилась **припухлость** справа и сильные боли. Обычно очень подвижная, она вынуждена была опираться на палку, но и с ней еле ходила. В течение 14 дней я ставила ей на четыре часа компрессы со шведским горьким бальзамом, а на ночь – прогретые утюгом листья капусты. Правда, боли немного отступили, но ходила она с трудом. И вот я решила взять листья борщевика, и в первый же раз результат получился великолепный. Я взяла листья, раздавила их скалкой на доске и наложила их на ночь прямо на больное колено. На следующий день от того, что мешало при ходьбе, не осталось и следа. Только сама припухлость, конечно, до конца не сходила. На следующий день я повторила лечение, и, к нашей радости, эта припухлость тоже прошла. Наша бабушка, ей сейчас 94 года, ходит по-прежнему без палки. С коленкой с тех пор все в порядке.

Очень рекомендуется один раз в месяц делать **сидячую ванну** с хвощом полевым (100 г травы), на ночь замочить его в холодной воде, на следующий день подогреть и 20 минут принимать ванну. Эту воду можно использовать еще два раза (смешать опять с выжимками), каждый раз подогревая ее.

Одна из монахинь пишет: »В апреле я обратилась к Вам за советом. Из-за болей я не могла спать ни одной ночи. И вот я по Вашему совету стала пить по четыре чашки чая в день из свежей крапивы, добавляя туда три чайные ложки ромашки и одну столовую ложку шведского горького бальзама. С радостью сообщаю Вам, что через полгода у меня вообще прошли боли в бедре и операция уже больше не нужна. Я работаю в доме престарелых и могу помочь некоторым старикам травами«.

---

* По сообщениям одной читательницы, при повторных аппликаций с листьями борщевика могут возникнуть раздражения на коже. Прежде чем применить аппликации, пожалуйста, посоветуйтесь с врачом!

Атрофия мышц

При атрофии мышц хорошо себя зарекомендовал следующий рецепт. Вымытую свежую траву **пастушьей сумки** измельчить, положить в бутылку, залить 40° водкой или фруктовым вином, настоять 10 дней возле плиты или на солнце. Через 10 дней отлить в маленькую бутылочку небольшое количество для использования, а в бутылку с травой долить водки столько же, сколько отлили. Этой эссенцией следует растирать ежедневно по три раза больные места. Внутрь принимать четыре чашки **чая из манжетки**, разделив по глоточку на целый день; если можете, используйте свежие травы (см. »Пастушья сумка« и »Манжетка«).

Болезни ушей из-за охлаждения

Смешать в равных количествах будру, шалфей и тысячелистник. Из них готовится теплый отвар для промывания ушей. Рекомендуется также теплое масло чабреца (его закапывают в уши), после чего кладется тампон со **шведским горьким бальзамом. Масло чабреца** (1-2 капли) подогревают в предварительно нагретой ложке.

Воспаление и нагноение почек (нефрит)

В этом случае нужны не только сидячие ванны из кукурузных рылец, свежей кислицы, желтой или белой яснотки и полевого хвоща, но еще питье молока с травой **горец птичий**. Это молоко оказывает удивительное действие, а готовят его так: 1 ч. л. травы (с верхом) заливают чашкой кипящего молока. Пьют очень теплым по глоточку, по три-четыре чашки в день.

Воспаление ногтевого ложа - ломкие ногти или ногти с дефектами

При воспалении ногтевого ложа нужно замочить на ночь в холодной воде 50 г **просвирника.** Ванны для ног или рук из него принимают на ночь, продолжительность ванны – 20 минут. Если воду после ванны хранить на холоде, то можно использовать ее еще два-три раза. Воспаленное ложе мажут мазью календулы, а поверх нее делают компресс со шведским горьким бальзамом.

Ломкие или поврежденные ногти надо мазать соком **репчатого лука** или **лютика.** Луковицу при этом разрезают пополам, и этими половинками как можно чаще натирают ногти. Кроме того из луковицы можно выжать сок. С успехом применяют и сок лютика, который растет по опушкам лесов и по краям лугов. Для этого необходимо разломить круглый толстенький стебель и несколько раз помазать им ногти. Но одна такая процедура ничего не дает, ее надо делать довольно продолжительное время.

Выкидыши

У многих женщин бывают выкидыши. Эти женщины должны воспользоваться **чаем из тысячелистника и манжетки,** две-три чашки в день. Помогают также молодые **побеги граба**, образующие живые изгороди вокруг домов. Концы побегов, состоящие из трех листиков, варятся в молоке, молоко процеживают, вбивают в него яичный желток и, наконец, заправляют мукой со сливочным маслом (обжаренной). Этот суп надо есть на ужин неделями, даже несколько месяцев подряд. После этого выкидышей больше не будет.

Выпадение матки

4 чашки **чая из манжетки** выпиваются глотками в течение всего дня. На ¼ л. воды нужно положить 1 ч. л. (с верхом) трав, заварить, дать немного постоять. Бутылку до горлышка заполнить мелко порезанной травой **пастушья сумка** (от стеблей до цветов) и залить 38-40° водкой, 10 дней дать постоять на солнце или возле плиты. Этой эссенцией мазать несколько дней левую сторону живота, начиная от промежности и вверх. В это же время надо принять три раза в неделю **сидячую ванну с тысячелистником.** Для этого на ночь замочить в холодной воде 100 г травы, на следующий день подогреть, ванну принимать 20 минут. Этой водой можно воспользоваться еще два раза, если ее опять соединить с отцеженными травами. Из одной ванны вы получаете три.

Глисты

С давних пор **тыквенное семя** считается наилучшим средством от глистов. Детям при острицах ежедневно дают по 10-15, а взрослым по 20-30 очищенных тыквенных семечек, обязательно оставляя тонкую пленочку, которую нужно очень хорошо разжевывать. Примерно через час надо выпить чайную ложечку **касторового масла.**

И при **лечении от ленточных червей** (солитер) очень рекомендуется тыквенное семя. Соблюдая строгую диету, надо взять от 80 до 100 очищенных семечек (тонкую пленочку необходимо оставлять!) и съесть их в четыре приема, хорошо разжевывая, через час принять половину ст. л. касторки. Если результата нет и нужно повторить лечение, никаких отрицательных побочных явлений не будет.

При аскаридах помогает старое домашнее средство: **морковь и свекла.** Не только **сок кислой капусты** может способствовать выходу аскарид, но и употребление **хрена и лука.** Быстро помогает и **чеснок**, сваренный в молоке.

Гемангиома

Листья **кедра или кипариса** (называемого еще туя) надо хорошо промыть, измельчить, заполнить бутылку до горлышка, залить 38-40° водкой, поставить на 10 дней на солнце или возле плиты. Этой настойкой мазать гемангиому много раз в течение дня. Можно использовать также мясистые листья **живучки** (Sempervivum tectorum), разрезая их вдоль и орошая их соком гемангиому, которая со временем исчезнет. Можно отжать на соковыжималке мясистые **стебли календулы.** Этот сок тоже хорошо помогает. Часто прикладываемый **шведский горький бальзам** помогает избавиться от этого кожного заболевания.

Вышеприведенные соки и настойки прекрасно помогают и при **родимых пятнах, родинках, следах от ожогов, пигментных пятнах, старческой »гречке«,** а также резко ограниченных **белых пятнах**, при удалении **бородавок.**

У двухмесячного мальчика на грудке была огромная гемангиома. Однажды было необходимо оперативное вмешательство. Мать, естественно, опасалась послеоперационных осложнений у грудного ребенка. Она начала промывать по нескольку раз в день пятно шведским горьким бальзамом. Примерно через шесть недель пятно исчезло.

Гемофилия

Слава Богу, это заболевание редкое. При нем помогают следующие травы: **вероника, манжетка, тысячелистник** и **полевой хвощ**. Их смешивают поровну. В течение всего дня надо выпить минимум четыре чашки. На ¼ л. воды берут 1 ч. л. (с верхом) смеси из трав, заваривают, дают постоять одну минуту. Кроме того, в течение 14 дней делают сидячие ванны с этими же травами. На ванну – 100 г смеси из трав, замочить на ночь в холодной воде, на следующий день подогреть, вылить в ванну. Вода для ванны должна быть достаточно теплой. Ванну принимают 20 минут. Воду этой ванны можно использовать еще два раза, выливая ее еще и еще раз на отцеженную ранее травку.

Дрожательный паралич
(болезнь Паркинсона)

Надо взять свежие листья **кислицы**, которая ковром расстилается у наших ног в лиственных и хвойных лесах, промыть и пропустить через соковыжималку. Каждый час надо принимать по 3-5 капель сока кислицы с **чаем из тысячелистника**, который готовится по 4-5 чашек на день. На чашку берут 1 ч. л. (с верхом) цветков тысячелистника, ошпаривают кипятком, дают немного постоять. Разбавляют капли сока кислицы в трехкратном количестве чая. После этого свежим соком кислицы и настойкой тысячелистника попеременно натирают позвоночник: собранные при солнце цветки тысячелистника заливаются 38-40° водкой или фруктовым вином, настаиваются 14 дней на солнце. В течение дня на затылок делают компресс со **шведским горьким бальзамом** на четыре часа (см. »Шведский горький бальзам«, с. 83). С ним можно ходить по комнате.

Если наряду с дрожательными движениями появляется еще и скованность в конечностях, нужно делать **полные ванны с чабрецом** (200 г травы). Из одной ванны можно сделать целых три, если эту воду потом подогревать (см. »Общие сведения«, »Сидячие ванны«, с. 11).

Запах изо рта и обложенный язык

Запах изо рта неприятен не только больному, но и окружающим. Прежде всего, врач должен установить причину этого явления. Причины могут быть разные – это и плохие зубы, которые надо подлечить, **язвочки или опухоли в полости рта, воспаление миндалин, выделения слизистой оболочки носа, а также плохой желудок с пониженной кислотностью** или **запоры**. В последнем случае надо позаботиться о правильном пищеварении.

При язвочках в полости рта нужны полоскания теплым **подмаренником**, при воспалении миндалин – **шалфеем**, при выделениях слизистой оболочки носа помогает втягивание в нос чуть теплого чая из шалфея. Часто от этого запаха помогают несколько капель **масла из можжевельника**, которое капают в стакан с чуть теплой водой и дают выпить медленно, по глотку. Жевание **укропного семени** тоже помогает устранить плохой запах изо рта. Если причиной запаха изо рта являются непорядки в полости рта, помогает многократное полоскание с 30-40 **каплями настойки мирры** в чуть теплой воде.

Чай из горькой полыни – отличное средство при **обложенном языке** и **плохом запахе изо рта**. Широко распространено мнение, что »горькая полынь всегда полезна и не приносит вреда«, является ошибочным. С полынью надо обращаться осторожно. Поэтому на чашку воды надо брать только половину маленькой чайной ложки горькой полыни.

Запоры

Один врач во время моего доклада в одном из домов для престарелых сказал мне: »Чем больше вы прибегаете к слабительным, тем упорнее становятся запоры!« Кроме того, кишки, теряя слизь, истончаются!

Попытайтесь, принимая каждый раз во время еды три столовых ложки **льняного семени** в небольшом количестве воды, привести в порядок свое пищеварение. **Инжир и чернослив**, замоченные на ночь, утром подогреть и съесть перед завтраком или как завтрак. Это тоже оказывает хорошее действие. Если у вас под рукой **колодезная холодная вода**, достаточно будет выпивать натощак по утрам стакан такой воды. Хорошо послабляет **цикорий**, если выпить натощак половину или целую чашку заваренного, как чай, цикория; это помогает даже при запорах.

Вот одно письмо из Баварии: »Ваш совет попить **цикорий** и есть **»колбаски« из инжира** очень помог моей маме добиться после **20 лет** мучений снова **»оформленного« стула** и **нормального пищеварения**«.

Рецепт »колбасок« из инжира

Полкило инжира промыть, пропустить через мясорубку, смешать с пятью граммами »муки« из листьев сенны, придать форму колбасок, завернуть в фольгу и хранить в холодильнике. Утром натощак съесть кусочек величиной с лесной орех, детям – треть »орешка«. Принимать до тех пор, пока пищеварение не нормализуется.

И еще совет: ежедневно гуляйте на свежем воздухе! Переходите на фрукты и овощи, на крупы и хлеб из муки грубого помола!

Расскажу вам еще, как я обнаружила, что **цикорий** помогает при **запорах**. С цикорием у меня связаны самые лучшие детские и юношеские воспоминания. Повсюду сияли нам, детям, синие огоньки цветов цикория при дороге; чудесный вид, радующий детское сердце! Здесь, в Австрии, я скучаю по этим синим огонькам. Редко можно их увидеть. Тем более я была удивлена, когда возле новостройки напротив своего дома я однажды увидела это растение с шестью голубыми цветками. Я остановилась, пожалела запыленный цветок и сказала ему: »Несмотря на то, что твои шесть цветков имеют жалкий вид, я возьму их домой!« Ежедневно я заваривала для себя и моей семьи шесть чашек чая из трав. На следующий день я бросила в чай и эти шесть цветков. И мне в чашку попал ровным счетом всего один цветок. Он подействовал так, что после каждой еды, то есть три раза в этот день, у меня было нормальное продуктивное пищеварение. Я задумалась над этим. И вскоре в одном совсем старом травнике я нашла решение загадки: цикорий дает хорошие результаты при лечении ожирения. При таком продуктивном и к тому же нормальном пищеварении, как я думаю, можно добиться у тучных людей постепенной потери веса.

Зоб

Частое полоскание измельченными листьями **норичника узловатого** (суковатого) или **подмаренника** приводит к исчезновению зоба, будь он внутренний или наружный. Норичник растет по берегам ручьев, в лесных канавах, в кустарниках, влажных местах. У него невзрачные коричнево-красные цветы, темно-зеленые продолговатые, заостренные на концах листья. У них такой же острый запах, как и у листьев бузины, поэтому их никак нельзя спутать с листьями других растений. И если у норичника собирают только листья, с которыми делают глубокое полоскание (но не принимают внутрь!), то подмаренник берут целиком, вместе с цветами, тоже делают глубокое полоскание и пьют время от времени по глоточку. У одной знакомой из Вены в феврале 1979 года обнаружился довольно заметный зоб. Она боялась оперироваться и по моему совету весной, как только появился первый подмаренник, начала полоскать горло. Подмаренник заваривается, и им в теплом виде полощут горло (глубоко!). Очень счастливая, год спустя она рассказывала, что ее муж часто приносил свежий подмаренник; с самого начала она чувствовала, что зоб понемножку уменьшался, пока не исчез совсем.

Икота

Не подслащённый чай из **укропного семени** – приятное и быстро действующее средство при икоте. На ¼ л. воды одна чайная ложка семян, заварить, дать постоять 3 минуты.

Камни в желчном пузыре

Интересно отметить, что камнями женщины страдают чаще, чем мужчины. Симптомы этой болезни – горечь во рту и рвота, сильные схваткообразные боли в правом подреберье, иррадирующие в сердце, иногда тошнота. У нас ведь так много лекарств из аптеки, дарованной нам Богом, поэтому не нужно доводить дело до операции.

Шестинедельное лечение **соком редьки** всегда помогало, за исключением тех крайне редких случаев, когда камни оказывались нерастворимыми. В этом случае, конечно, операция необходима. Нужно выжать из редьки сок. Утром начинают с приема натощак 100 г сока и доводят прием постепенно в течение трех недель до 400 г, а затем - тоже в течение трех недель - постепенно доходят опять до 100 г. Следует иметь в виду, что при воспалениях желудка и кишечника сок редьки принимать нельзя!

Насколько быстро камни растворяются от сока редьки, свидетельствует следующий рассказ. Жене одного бывшего генерала была сделана операция по удалению камней из желчного пузыря. Это были и большие, и маленькие камни, которые она всем охотно демонстрировала. В конце концов, ей сделали из них рукоятку ножа. Однажды, когда она как раз чистила этим ножом редьку, к ней пришли. Она положила нож вместе с редькой в миску и пошла к гостю. Каково же было ее удивление, когда она, вернувшись, взяла нож. Желчные камни, украшавшие рукоятку ножа, полностью исчезли, растворившись во влажной редечной массе.

Хороший **сбор из лекарственных трав** (каждой по 20 г): **бедренец, плющ, хмель, репейничек, мята перечная** и **полынь горькая** тоже ликвидирует колики и камни. На 1 л яблочного вина или сока положить три столовых ложки трав, смешать все в холодном виде, дать постоять, затем почти довести до кипения, снять с огня, и 3 минуты настоять. В течение дня принимать каждый час по 1 ст. л. (8-9 раз). Так как принимать надо в теплом виде, то держать лучше в термосе.

Катаракта и глаукома

Глаукома – это не только заболевание глаз. Это скорее нарушение в работе почек. В большинстве случаев она идет рука об руку с ревматизмом и болями в суставах. В день нужно пить две-три чашки чая из **крапивы, вероники, календулы** и **полевого хвоща.** В каждую чашку надо добавить по 1 ч. л. шведского горького бальзама. Если вы хотите вылечиться скорее, травы надо брать свежие.

При **катаракте** надо много раз в день смазывать веки **шведским горьким бальзамом**. Из своей почты я знаю, что это дает хорошие результаты. Подробнее см. »Чистотел«.

При глаукоме очень большое значение имеют **сидячие ванны из хвоща полевого**. Плохо работающая почка передает давление выше, на глаза. Чтобы снять это давление с глаз, нужно делать ванны с хвощом. Они воздействуют на почки снаружи иногда так благоприятно, что глазное давление начинает падать уже во время приема ванны. Для ванны нужно 100 г сушеной или половину ведра (это 2,5 л.) свежей травы. Трава замачивается на ночь в холодной воде. Вода должна покрывать траву. На следующий день все подогревается, процеживается и доливается в достаточно теплую ванну. Продолжительность ванны – 20 минут. Во время ванны нужно добавлять горячую воду, чтобы поддерживать тепло. Помещение, где принимается ванна, должно быть приятно теплым. Вода должна покрывать область почек. Область сердца должна оставаться над водой. Не вытираясь, следует закутаться в махровый халат и пропариться один час в предварительно прогретой постели. Вода от ванны может использоваться еще два раза в следующие вечера.

По этому рецепту можно приготовить паровую баню для глаз:

20 г очанки 20 г валерианы 10 г вербены 30 г цветков бузины 20 г ромашки	Все хорошо перемешать, 5 ст. л. (без верха) этой смеси заварить 0,5 л белого вина, доведенного до кипения. Пар должен воздействовать на закрытые глаза. Вино лучше держать в бутылке и готовить каждый раз свежую баню из меньшего количества вина.

Чтобы быстрее избавиться от неприятных болей в глазах, надо смочить ватку шведским горьким бальзамом, положить на закрытые глаза и полежать.

Можно делать ванночки для глаз из **очанки**, однако это должен быть очень **слабый отвар**. Ухудшение состояния глаз после ванночек из очанки – признак передозировки. На одну чашку надо взять максимум половину кофейной ложечки отвара трав и дать немного постоять. Я рекомендую компрессы на глаза с таким легким отваром. Такой чай нужно готовить каждый раз заново. Старый использовать нельзя.

По окончании одной молитвы о пилигримах, которая проводилась западногерманскими пилигримами в одной австрийской церкви, ко мне подошла одна женщина – она светилась от счастья и рассказала, что избавилась от глаукомы благодаря советам в одной моей брошюре. В одном письме тоже говорится о том, что приведенные сборы трав дали хороший результат при лечении глаукомы.

Менструальные кровотечения

При чрезмерно обильных менструальных кровотечениях по утрам за полчаса до еды надо пить чашку чая из следующих трав: 25 г цветков **арники**, 50 г **корня валерианы**, 25 г **исландского мха**, 25 г **мелиссы**, 25 г **тысячелистника** и 25 г **шалфея**. Нужно взять 1 ч. л. (с верхом) смеси на ¼ л. воды, заварить и дать постоять 3 минуты. Чай надо продолжать пить и после того, как регулы наладились. Ваши половые органы будут находиться в комфортном состоянии, у вас не будет проблем во время **климакса**, действие трав будет продолжаться долго.

Несколько лет назад одна молодая женщина попросила у меня этот рецепт. У нее были невероятно обильные менструальные кровотечения, она перенесла два оперативных вмешательства в клинике своего брата - гинеколога, но все безрезультатно. Чай помог ей так же быстро, как и мне, когда у меня после тифа начались кровотечения, которые ничем нельзя было остановить. Мой лечащий врач сказал тогда, что теперь надо попробовать травы. Так ко мне в руки попал этот удивительный рецепт. Больше полутора лет я страдала от ежемесячных кровотечений, которые продолжались по 14 дней и больше. Ровно за четыре недели травы помогли, регулы нормализовались. Я пила травы непрерывно в течение пяти лет.

Нарушения кровообращения

В последние годы участились инфаркты миокарда и превратились, по-видимому, в болезнь, которой подвержены все. Я привожу рецепт чая из трав, который дает потрясающие результаты при **нарушениях** в **деятельности сердечнососудистой системы:**

10 г хвоща полевого
10 г руты садовой
10 г горца птичьего
10 г корня бедренца
10 г арники
30 г боярышника
20 г омелы
20 г настойки из листьев чайного дерева
10 г пикульника
10 г одуванчика
10 г стручковой фасоли
10 г пастушьей сумки
10 г коры крушины
10 г пузырчатых водорослей
10 г лопуха
10 г лапчатки гусиной
10 г тысячелистника
10 г дымянки
10 г ирландского мха (не исландского!)
10 г пустырника
10 г аира
10 г стальника
10 г пырея
10 г мелиссы

Все хорошо перемешать, на 1 чашку 1 ч. л. смеси (с верхом). Залить холодной водой на ночь, утром подогреть. Ежедневно утром и вечером пить 1 чашку с 1 ч. л. меда.

Невралгические боли лица

Собранные при солнечной погоде цветки **ромашки**, **коровяка**, **тысячелистника** и **чабреца**, по возможности свежие, но можно и высушенные, надо положить в льняной мешочек и наложить на лицо там, где невралгические боли. Растения надо собирать при солнечной погоде, поскольку эфирные масла, которые оказывают хорошее лечебное воздействие, активнее образуются на солнце. Кроме того, надо ежедневно пить чай из этих трав: 4 чашки по глотку в течение всего дня. Если возникают спастические боли, то лицо надо ополоснуть теплым **отваром крапивы**, затем хорошо вытереть и положить на больное место мешочек с **плауном**.

Аппликации со **шведским горьким бальзамом** (см. с. 94) делать обязательно в постели. Облегчение приносит и ежедневный прием 3 ч. л. бальзама в день в чайном сборе, упомянутом выше.

»Неизлечимый« чешуйчатый лишай
(псориаз)

Из всех уголков Австрии и Германии приезжают за помощью люди с диагнозом »чешуйчатый лишай«, который с медицинской точки зрения считается неизлечимым. Но мы, те, кто верят в целебные травы из аптеки, дарованной нам нашим Господом, знаем, что Бог поможет нам – он расстелил у нас под ногами лесные и полевые целебные травы.

Существует **несколько видов** этой мучительной болезни: один выражается в том, что образуются ядовито-красные, резко отграниченные пятна; другой – когда кожа покрывается коростой, напоминающей рыбью чешую; третий – когда появляется толстая, грубая кожа с трещинами, которые к вечеру углубляются, раскрываются и причиняют человеку неимоверные страдания. Появляется еще и раздражение – все чешется, а это сильное нервное напряжение для каждого больного. Кожа отторгает ежедневно целый океан чешуек, при каждом движении они струятся вниз.

Несколько лет назад я узнала от одной 38-летней женщины (ее кожа, начиная от шеи и вверх, была покрыта трещинами и походила на искусственную кожу; ее волосы выпали), что она прошла через все бесконечные страдания. В больнице ее страдания смягчали тем, что ее до шеи засовывали в нейлоновый мешок. Кожа несколько смягчалась, и боли благодаря этому уменьшались. Но изменить коренным образом ничего не могли. Тогда я узнала, что только диета и очищающие кровь, дезинфицирующие травы могут излечить эту болезнь. Когда она стала придерживаться диеты и пить чайный сбор, рекомендованный мной, результат появился уже в первые шесть месяцев. Волосы снова отросли, кожа стала гладкой и без пятен. С тех пор я уже помогла многим больным псориазом.

Болезнь возникает в результате **нарушения функции печени**. Это значит, что лечиться надо не только травами, но и соблюдать печеночную диету: запрещаются колбасные изделия (кроме диетической колбасы), зельц и свинина, а также супы из них. Противопоказаны все виды кислот, которые содержатся в уксусе, молодом вине, вине, лимонах, апельсинах, грейпфрутах, а также ягодах и соках из них, черной смородине, свежих яблоках, натуральном кофе, шоколаде, какао, меде, так как они образуют кислоты, которые больная печень не выносит. Затем следует избегать рыбных консервов, копченой рыбы, консервированного мяса, бобовых (горох, фасоль, чечевица) и всех видов алкоголя. Разрешаются молочные блюда, молоко и молочные продукты, салаты со сметаной, легкое мясо, например телятина, куры, отварная говядина, дичь, свежая и мороженая рыба, легкие овощи и ежедневно вместо свежих фруктов много яблочного компота.

Сбор из трав при псориазе

- 10 г дубовой коры
- 30 г чистотела
- 30 г ивовой коры
- 50 г крапивы
- 40 г таволжника
- 30 г вероники
- 20 г дымянки
- 30 г календулы
- 20 г скорлупы грецкого ореха
- 20 г тысячелистника

Все травы хорошо перемешать, на чашку надо 1 ч. л. (с верхом) трав, настаивать 3 минуты. Было бы хорошо использовать только свежие травы. Такого чая надо выпить за день 1,5 – 2 литра. Каждый глоток сейчас же воспринимается организмом и перерабатывается.

Кожу надо ежедневно два раза в день смазывать нутряным свиным салом. Если лишай образует корочки и распространился по всему телу, нужно отжать сок из промытого **чистотела** и сделать мазь в пропорции 50 г. нутряного сала на 5 г. сока чистотела. Она хранится в холодильнике. Для приготовления мази можно использовать также сок просвирника.

Помимо этого рекомендуются ванны с добавлением **отвара (настоя) герани**. Также уменьшают раздражение и способствуют выздоровлению полные ванны с **просвирником** и **хвощом полевым** (травы взять поровну, смешать, залить на ночь холодной водой – 200 г на ванну; продолжительность ванны 20 минут, область сердца выше уровня воды). Все вышеперечисленное помогает и при **нейродермитах**.

Двое детей в одной семье заболели псориазом. Двенадцатилетняя девочка болела с двух лет, мальчик – примерно ¾ года. Родители перепробовали все, были с девочкой у бесчисленного количества врачей, и даже в Швейцарии, но все безрезультатно. Благодаря же травам, которые дети летом искали с большим удовольствием, им удалось избавиться от этой болезни. Мать рассказывала, что у девочки теперь такая гладкая кожа, как у младенца. Она продолжает пить чай, но уже в меньших количествах.

В другом случае красный лишай изуродовал девочке все лицо, когда ей было два года. Обезумевшие от горя родители перепробовали все, чтобы избавить ребенка от этой обезображивающей болезни. Через четыре месяца лечения от псориаза по моему рецепту у ребенка кожа на лице снова стала нормальной.

У одной деловой женщины из Верхней Австрии все тело покрылось красным лишаем. Следуя моим рекомендациям и применяя вышеуказанное лечение, она уже через четыре недели получила хорошие результаты. Красные пятна постепенно исчезли.

Аналогичный случай произошел с одним мельником из окрестностей Майнца. Благодаря этому лечению красный лишай у него тоже быстро прошел.

Одна монахиня, мучившаяся 30 лет от псориаза, начала с октября лечение травами и села на диету. К Рождеству она сообщила мне, что псориаз прошел бесследно.

В октябре 1972 года я узнала, что одна молодая женщина, мать троих детей, заболела этой ужасной болезнью. Она началась у нее после желтухи, и я подозреваю, что эта болезнь была вызвана нарушением функции печени. Эта женщина была покрыта лишаем с ног до головы. Кожу головы он тоже не пощадил. Волосы становились все жиже, и, в конце концов, чтобы показаться на людях она должна была надевать парик. При каждом ее движении дождь чешуек струился вниз. К вечеру начинали образовываться глубокие трещинки. Женщина, которая до полуночи сидела, обшивая детей, а днем помогая мужу клеить обои, теперь едва досиживала до восьми часов вечера, спеша намазаться маслом, завернуться в льняную ткань и лечь спать. По нескольку раз она неделями лежала в больнице. Единственное облегчение, которое она там получала – это смягчение кожи за счет собственного пота. С этой целью ее засовывали в нейлоновый мешок, который завязывался на шее. **Очищающие кровь травы** в сочетании с вышеприведенной диетой и в этом случае привели к полному выздоровлению за какие-то полгода. Уже в начале декабря она перестала чувствовать изнеможение и усталость. Перед Пасхой следующего года кожа снова уже была гладкой, у нее отросли густые красивые волосы.

Из письма из Мюнхена: »В сентябре 1977 года мы просили у Вас совета для нашего 13-летнего сына Мартина. Диагноз врачей – нейродермит. Все 13 лет мы ходили от педиатра к педиатру, по дерматологическим клиникам, к знахарям - все напрасно. Врачи все время назначали кортизон. Когда ему было семь лет, он пробыл два месяца в Давосе. Тамошний врач сказал нам, что с этой болезнью ребенок родился, она неизлечима и что каждое обострение надо снимать кортизоном. Все, что произошло в последующие недели и годы после пребывания на этом курорте, не передается описанию. Беспрерывно следующие один за другим повышения температуры, гнойные очаги на подошвах ног, доходящие до голеностопных суставов, кожа на ладонях шелушится, подколенные ямки, мочки ушей, шея и лицо – одна сплошная рана. И самое ужасное, что все это сопровождалось зудом, увеличением железок в паху до размера в голубиное яйцо, так что каждый шаг причинял боль. В сентябре 1972 года ему было так плохо, что мы вынуждены были положить его в больницу в Швабинге. Врачи говорили о сепсисе кожи. После интенсивного лечения кортизоном начался гнойный аппендицит. »Радуйтесь, что это аппендицит, у других детей после такого лечения начинается язва желудка«, - сказал нам тогда один врач. Пробы показали, что новые аллергические обострения возникают у Мартина как реакция на все без исключения травы, пыльцу, волоски, грибы, определенного типа пыль. С февраля 1973 года и по июль 1978 года его десенсибилизировали (то есть делали невосприимчивым к этим аллергенам). Но улучшения не последовало. С 1977 года Мартин по Вашему доброму совету принимает в день около 1,5 л чая от псориаза, о котором Вы пишете в Вашей брошюре. Сначала он пил неохотно, что нас не удивляло, так как он много чего пробовал впустую. Он просто потерял надежду. Первое, что он сказал: »Мама, из меня выходит ужасно много воды!« Через 14 дней я пришла утром в детскую, чтобы разбудить его, и тут он сказал: »Мама, я еще не успел положить голову на подушку, как тотчас заснул«. Ложиться спать для Мартина, можно сказать, было кошмаром с рождения: вечный зуд, расчесы, он не мог заснуть, часами лежал в кровати, не смыкая глаз до полуночи. Начиная с этой ночи, когда он в первый раз заснул, он убедился в добром действии чая из трав и сам стал заботиться о том, чтобы принимать его ежедневно. Кожа стала гораздо лучше. Конечно, еще чешется то тут, то там, но с тех пор, как он пьет этот чай, он ни разу не заболел. И в это нам иногда даже не верится. С января 1978 года он обходится без бинтов и без хлопчатобумажных перчаток. Мартин учится сейчас в 9-м классе гимназии с изучением иностранных современных языков. 1977/78 учебный год был для него первым, когда он не болел неделями и месяцами. Вы не можете себе представить, как он расцвел в этом году! С сентября 1978 года он в первый раз за четыре года начал посещать уроки физкультуры, и делать это с удовольствием. В июле десенсибилизация была закончена. Врачи в больнице ничем не могли объяснить улучшение состояния его кожи«.

Летом 1979 года у меня был один врач-терапевт из ФРГ со своим сыном, которому был 21 год и который с рождения страдал **нейродермитом**. Молодой человек все эти годы испытывал страшные муки. Использование свежих трав поначалу сопровождалось такими острыми реакциями как заложенный нос и тяжесть в голове. Ванны с хвощом он переносил хорошо, с геранью – хуже, хотя на коже это сказывалось положительно. Из-за сухой кожи он применял мазь »Натешт« с примесью свежевыжатого сока просвирника, которая действовала очень хорошо. Здесь тоже быстро наметилось улучшение. По крайней мере, пациенту передалась уверенность в то, что он выздоровеет. С середины октября 1977 года он возобновил свои занятия юриспруденцией.

Неуспеваемость
(у детей)

Одна мамаша в отчаянии рассказывала мне об отсутствии у ее 12-летнего мальчика какого бы то ни было интереса к школе. Преподаватели на одном из родительских собраний сказали ей, что мальчик на занятиях невнимателен и что они не знают, что с ним делать. Ребенок прежде был здоров и занимался спортом, а теперь стал бледен, под глазами появились темные круги. Мать полагала, что он болен. Я посоветовала давать ему по две чашки **чая из свежей крапивы** с двумя чайными ложками **шведского горького бальзама** ежедневно. Вскоре – через 6 недель, еще до следующего родительского собрания, все были приятно удивлены: и преподаватели, и родители, и, наконец, сам мальчик. За этот короткий отрезок времени успеваемость у него резко улучшилась. Где раньше были двойки и единицы, появились четверки и пятерки. Эти неожиданные хорошие результаты вдохновили ребенка.

Неуспеваемость в школе – это не всегда лень, причиной могут быть возрастные факторы или органические нарушения, как в нашем случае. Самые простые травы очень быстро помогли.

Ночной пот

Как домашнее средство от ночного пота с древних времен большой популярностью пользуется **шалфей.** Его заваривают и пьют по утрам натощак довольно продолжительное время. Он выгоняет из организма те вещества, которые вызывают ночной пот. В старинных травниках в качестве домашнего средства от этой беды, также хорошо зарекомендовавшего себя, приводится такой сбор: по 20 г **шалфея, манжетки и хвоща полевого.** Сбор заваривают, настаивают немного и пьют по утрам натощак по чашке продолжительное время. Травы укрепляют организм в целом и устраняют тем самым ночные поты. Когда я в последний раз была на водолечении по методу доктора Кнайппа, - а бываю я там каждый год, - ко мне обратилась одна старая дама, сказавшая, что ее очень мучает ночной пот и что ей нужно сделать? Я рекомендовала ей чай из шалфея, перед сном одну чашку. Через несколько дней я встретила ее на прогулке, она сказала: »Прямо не верю – за четыре дня приема чая из шалфея я избавилась от ночного пота!« На это я ей ответила: »А мне кажется, что **вы должны верить в то, насколько быстро помогают травы!**«

Опоясывающий лишай (герпес зостер)

Мягкий сок **живучки** (Sempervivum tectorum) очень быстро снимает глубокие боли, вызываемые этой болезнью. Нужно взять 4-5 мясистых листьев, разрезать их вдоль и положить на тарелку. Появляющийся на поверхности сок несколько раз в день наносить на больные места. Сок можно выжать и соковыжималкой. Больной почувствует его благотворное действие уже после первого же смазывания. В одной старой книге о травах есть такой рецепт:

25 г дубовой коры
10 г манжетки
20 г овса
10 г ромашки
25 г шалфея
10 г донника

Смешать 1 л воды и 4 ст. л. смеси трав, довести почти до кипения, снять с огня, 3 минуты настоять. Теплым отваром много раз в день слегка, но тщательно смачивать больные места. Отцеженную гущу слегка подогреть, положить в льняную тряпочку и класть на ночь на больные места.

Остеомиелит
(народное название - костоеда)

Размолотые в порошок семена **пажитника** дают хорошие результаты при лечении остеомиелита (а также **опухолевых заболеваний костей, воспалений костного мозга**). Ежедневно выпиваются две чашки чая из тысячелистника, разделенные на четыре приема. В две порции по ½ чашки добавлять каждый раз размолотые семена пажитника. Полные ванны из тысячелистника (200 г травы, продолжительность 20 минут, область сердца не покрыта водой) принимать раз в месяц. Вода от этой ванны может подогреваться и использоваться еще два раза. Кроме того, тело надо ежедневно протирать эссенцией из тысячелистника. Цветки его, собранные при солнечной погоде, положить в бутылку (до горлышка), залить 38-40° водкой, оставить на 10 дней на солнце.

Отсутствие аппетита у детей

Одна молодая мама жаловалась, что ее ребенок страдает хроническим отсутствием аппетита, что он невеселый, усталый, неохотно ходит гулять, под глазами темные круги. Все резко изменилось, как только мама по моему совету стала делать ему **полные ванны с чабрецом** (50 г травы на ночь залить холодной водой, длительность ванны – 20 минут, область сердца должна оставаться над водой, воду можно еще два раза использовать, подогревая, то есть расход травы на три ванны всего 50 г). Кроме того, ребенок ежедневно глотками выпивал чашку **чая из крапивы**. Она с радостью рассказывала мне, что ребенка стало прямо не узнать. У него появился очень хороший аппетит, он с удовольствием бывает на воздухе, ходит на прогулки и очень трогательно напоминает маме каждый день о чашке чая из крапивы. И лукаво говорит, что ему нужен только один глоточек этого чая.

Отеки из-за скопления жидкости в тканях

Нужно взять две полных чайных ложки измельченного корня **стальника** на чашку холодной воды и оставить на ночь, утром слегка подогреть и процедить. Содержимое чашки разделить так, чтобы одну половину выпить за полчаса до завтрака, а вторую – через полчаса после.

Еще одна возможность избавиться от отеков – это использование **коры бузины** (от ствола или веток). На чашку надо взять одну чайную ложку коры (большее количество может вызвать понос или рвоту, дозировка должна быть небольшой) и оставить в холодной воде на ночь. Эту чашку коры бузины можно разбавить также половиной чашки воды. Пить, слегка подогрев, по полчашки после каждого из трех приемов пищи.

Панариций

По нескольку раз в день делать получасовые **ванночки с ромашкой**. Сразу после процедуры наложить жесткую повязку из глины, смазав перед этим палец мазью от нарывов. »**Чеснок сварить в молоке и в нем держать палец полчаса**« – старинное домашнее средство. Если палец загноился, надо сделать компресс с **кашицей из льняного семени**. А если нарыв откроется, делать ванночки из ромашки. В заключение делать компрессы со зверобоем.

Второе домашнее средство – это **бедренец, алтей, корни папоротника** и **цветки бузины** смешать, взяв поровну. На 0,5 л **белого вина** взять 15 г трав, замочить на ночь, на следующий день довести до кипения. По два часа держать палец в чуть теплом вине с травами, затем взять мел в порошке, посыпать на палец и завязать полотняной тряпочкой.

Паралич
(предупреждение болезни)

Явными признаками этого заболевания являются беспокойство, головокружение, страх, искаженное лицо и слуховые галлюцинации. Прежде всего, надо вызвать врача. При этом рекомендуется умеренная еда и спокойные прогулки на свежем воздухе. Строго запрещаются алкоголь (исключение – шведский горький бальзам), курение и натуральный кофе. Следует принимать **омелу**, настоянную в холодной воде, по чашке утром и вечером, две чашки **чая из шалфея** (заваривать), а также делать **компрессы из шведского горького бальзама** на область почек и **влажные холодные аппликации** на область сердца.

В качестве чая можно рекомендовать еще следующий сбор: **дягиль, лапчатка гусиная, валериана, гусиный репейник, цветки лаванды, майоран, царский корень, гравилат, розмарин, шалфей, фиалка душистая и иссоп** смешиваются в равных частях. 1 ч. л. (с верхом) смеси трав заливается ¼ л. подогретого на пару яблочного сока. Все это настаивается 3 минуты. Это количество готовится несколько раз в течение дня (должно быть свежеприготовленным) и выпивается. Это может воспрепятствовать болезни, если вышеупомянутые симптомы имели место.

Паралич

(после удара, если уже есть явления парализации)

Прежде всего, надо начать с **лечения омелой:** в течение шести недель надо пить чай из омелы по три чашки в день, три недели – по две чашки, и две недели – по одной чашке. 1 ч. л. (с верхом) омелы заливается на ночь ¼ л. холодной воды, утром слегка подогревается и процеживается. Чтобы в течение дня больше не подогревать, чай нужно налить в термос, предварительно сполоснув его кипятком, или же подогревать на водяной бане.

Зверобой, веронику, лаванду, мелиссу, розмарин и **шалфей** смешивают в равных частях, одну ч. л. (с верхом) заливают ¼ л. горячей воды и дают немного постоять. Пьют по чашке утром и вечером.

Компрессы из **шведского горького бальзама** на затылок обеспечивают кровоснабжение и оживление клеток мозга. Парализованная сторона тела растирается оживляющими эссенциями из **тысячелистника, зверобоя, пастушьей сумки** или **чабреца**. Рекомендуется также **втирать** в парализованные части тела **масло из чабреца** и **зверобойное масло**. Бутылку заполняют травой до горлышка и заливают: для получения эссенции – 38- 40° водкой или фруктовым вином, и для получения масла – оливковым маслом, полученным холодным способом. В обоих случаях жидкость должна покрывать траву. Затем ставят на 10 дней на солнце или возле плиты.

Кроме того, делаются **сидячие ванны с тысячелистником** и **хвощом полевым** со 100 г травы и **полные ванны с чабрецом** – 200 г травы на ванну. Для ванн травы замачивают на ночь, затем этот настой подогревают и доливают в ванну. Длительность ванны 20 минут, при полной ванне область сердца не должна быть покрыта водой. Воду после ванны можно опять смешать с отцеженной травой и, подогревая, использовать ее еще два раза. В течение недели для ванны нужно использовать только какую-то одну траву.

Парализованные места оживают после аппликаций с подогретыми листьями **окопника.** Листья ошпаривают, заворачивают теплыми в льняную ткань и прикладывают к больному месту. На ночь под голову больному можно положить подушку с сухими листьями (без стебельков) папоротника. Это окажет на него благотворное влияние.

Наша 94-летняя бабушка пережила легкий паралич. Проснувшись, она не могла говорить, левое веко открывалось только наполовину. Мы сразу сделали ей 3-4 холодных компресса на лоб и глаза по методу доктора Кнайппа; когда пришел врач, все уже было в порядке. В полдень мы подали ей в постель легкий обед, а ужинала она уже вместе с нами за семейным столом.

Пародонтоз и шатающиеся зубы

В данном случае рекомендуется следующее: **кора дуба, манжетка, горец птичий** и **шалфей** смешиваются в равных частях и замачиваются на ночь в холодной воде. На 0,5 л воды берут две (с верхом) чайных ложки трав. Чай утром подогревают, наливают в термос, предварительно сполоснутый горячей водой, и часто в течение дня полощут рот. Можно этот чай вмассировать в десны мягкой зубной щеткой.

Послеампутационные боли
(фантомные боли культи)

Много лет спустя после операции, иногда годами длятся фантомные боли, чрезвычайно мучительные. Опыт показывает, что **аппликации из кашицы окопника** (см. »Окопник«, »Способы применения« на с. 42) приносят облегчение, и боли постепенно проходят.

Такое же действие оказывает **луковая эссенция**, которую можно купить в гомеопатической аптеке. Но ее легко приготовить и самим. Репчатым луком, нарезанным кольцами, заполнить бутылку до горлышка, залить 38-40° водкой, 10 дней настаивать на солнце или в теплом месте, затем разлить по бутылкам, и в дальнейшем смазывать эссенцией культю.

Очень помогает **чай из корней касатика**, которые выкапывают в октябре, промывают со щеткой, подвешивают и сушат. Затем их размалывают в порошок, например в старой кофемолке. Половину чайной ложки порошка заливают на ночь ¼ л. воды; в течение дня пьют 1-2 чашки глотками.

Для культи следует делать три раза в неделю **ванночки с чабрецом** (эту воду можно потом еще два раза подогревать). На ванночку нужно взять горсть чабреца. Кроме того, можно порекомендовать **подушечки, набитые чабрецом и плауном**, их кладут на ночь. По 100-150 г названных трав кладут в полотняную наволочку.

Почки = песок в мочевом пузыре, камни в почках

Используемую в гомеопатии **крапивную эссенцию**, которую можно горячо рекомендовать, принимают в разбавленном виде. Ее можно купить в аптеке. Соответствующие указания имеются в прилагаемой инструкции. Как уже упоминалось в разделе **»Хвощ полевой«**, **сидячие ванны** с ним – а параллельно надо пить и **чай из полевого хвоща** – очень быстро выводят песок из мочевого пузыря и камни из почек. В старинных травниках можно прочитать о том, что **герань, душистая фиалка** и **толокнянка** тоже быстро и надежно избавляют от камней. Однако высокое содержание дубильных веществ в толокнянке многими переносится плохо. Может подняться рвота, тошнота, пропасть аппетит. Поэтому вместо толокнянки можно взять **листья дикой груши**, так как они являются ее полноценной заменой при мочекаменной болезни. **Репяшок** растет на лесных тропинках, на опушках, на косогорах и на межах, а также на пустырях, на каменистых берегах рек, его желтые цветки похожи на золотисто-желтые колоски. Он цветет с июня по сентябрь. Из него готовят потрясающий чай от мочекаменной болезни, а также от желчекаменной болезни. Недаром в народе его называют »здоровье целого мира«, »король всех трав«. Смесь из **репяшка, стальника, пастушьей сумки** и **листьев березы** (каждой по 20 г) лечит прекрасно. Чай, конечно, только заварить и дать настояться одну минуту.

Прекрасные волосы

По горсти **крапивы, листьев грецкого ореха, березы** и **бузины** и один стебелек **чистотела** заливают холодной водой и доводят почти до кипения. Три минуты настаивают. Одной половиной отвара хорошо промывают волосы с мылом, затем ополаскивают водой. Второй половиной отвара волосы и их корни еще раз долго прополаскивают; после этого водой уже больше не ополаскивают.

Раздражение слепой кишки

»Как можно чаще надо пить **чай из свежих листьев ежевики**, тогда не будет раздражения слепой кишки«. Эти слова одного старого домашнего врача из времен моего детства я вспомнила, когда однажды утром мой семилетний сын проснулся с болью в области аппендикса; он был очень бледен. Я вызвала врача, но сама немедленно приготовила чашку чая с листьями ежевики. Когда он уже допивал чай, его лицо порозовело. Врач сказал, что аппендицита нет.

Рассеянный склероз

Даже при этой считающейся неизлечимой болезни можно получить помощь из аптеки, дарованной Господом Богом. Хотя дело и двигается шажками, но сдаваться ни в коем случае нельзя, нельзя терять надежду и веру в травы - этот дар нашего Создателя больным людям. Я еще раз напоминаю, что при таком тяжелом заболевании следует применять только свежие травы. Ну а на зиму надо их, конечно, сушить.

Пастушью сумку моют, измельчают, заполняют ею бутылку до горлышка и заливают 38-40° водкой или фруктовым вином, затем ставят на 10 дней на солнце или возле плиты. Этой эссенцией растирают 2-3 раза в день больные мышцы. Внутрь принимают, равномерно принимая на протяжении всего дня, по глоточку четыре чашки чая из **манжетки** и две чашки чая из **шалфея**. Свежие листочки кислицы надо промыть и влажными пропустить через соковыжималку. Принимают ежедневно на протяжении шести часов, ежечасно, по 3-5 капель с чаем из трав. Хорошо помогают **растирания с маслами из зверобоя, ромашки** и **чабреца**. Цветки этих растений следует собирать при солнечной погоде, отдельно цветки каждой травы положить в разные бутылки (до горлышка), залить оливковым маслом, выжатым холодным способом (масло должно покрывать цветки), и 10 дней держать на солнце или в теплом месте.

Цветки **зверобоя, ромашки** и **тысячелистника**, собранные при солнечной погоде, настаивают точно так же, как и пастушью сумку. Этими эссенциями растирают позвоночник, суставы, бедра. **Корень окопника** также моют щеткой, измельчают, заливают 40° водкой, настаивают, используют как растирание. Если теряет подвижность позвоночник, на крестец накладывают **теплые компрессы из кашицы размолотого в муку корня окопника.** Муку из этого корня смешивают с горячей водой, превращая в кашицу. Чтобы она лучше держалась на тряпочке, добавляют несколько капель растительного масла. Кроме того, утром и вечером пьют по чашке **чая тысячелистника**, разбавляя его тремя столовыми ложками **шведского горького бальзама.** Этот состав пьют в течение всего дня по глоточку. Часто делают компрессы со шведским горьким бальзамом на затылок продолжительностью четыре часа.

Не надо забывать о сидячих ваннах из **хвои, зверобоя, ромашки, шалфея, тысячелистника, чабреца и хвоща**, так как все эти травы очень хороши от параличей. На одну ванну надо 100 г травы. Трава замачивается на ночь в холодной воде, на следующий день подогревается и добавляется к ванне. Область почек должна быть покрыта водой; ванна длится 20 минут, один час после ванны необходимо прогреваться в постели. Вода первой ванны может быть использована еще два раза, ее опять смешивают с отцеженными травами и подогревают. В течение недели должна использоваться только одна трава.

Особо рекомендуются **полные ванны с чабрецом**, которые оказывают положительное влияние на мускулатуру и ткани. Также не следует оставлять без внимания и **полные ванны с крапивой**, хорошо налаживающие кровообращение. Здесь необходимо 200 г травы на ванну. Все остальное следует делать также как и при сидячих ваннах, и здесь можно одну и ту же воду использовать три раза подряд. Область сердца не должна быть при этом покрыта водой.

Есть недавний хороший опыт **аппликаций (на все тело) листом борщевика**. Листья этого растения (они считаются наилучшим кормом для зайцев) моют, растирают на доске скалкой, раскладывают на льняную ткань, а затем в эту ткань заворачивают больного, тепло укутывая банной простыней, и так оставляют на ночь. Если больной почувствует беспокойство или испытывает дискомфорт, процедуру следует отменить. В большинстве же случаев больной положительно воспринимает действие целебной травы и хорошо засыпает. Очень часто после проведенной процедуры отмечается заметное улучшение. Одновременно я хотела бы коснуться перестройки питания больных рассеянным склерозом, благодаря чему тоже можно добиться хороших результатов.

Особенно хорошим лекарством при этой считающейся неизлечимой болезни является кобылье молоко. Так как сейчас коневодство опять на подъеме, возможно, кому-то удастся его раздобыть. Моя знакомая писала мне, что она прочитала когда-то о том, что один старый пастух помог вылечиться нескольким больным, которые считались безнадежными.

И в заключение история выздоровления одной больной **рассеянным склерозом с поражением мочевого пузыря и других тазовых органов**, рассказанная ей самой: »Ваши предложения растирать эссенцией тысячелистника спину по вечерам, ноги утром и вечером эссенцией пастушьей сумки, а также делать компрессы на нижнюю часть живота со шведским горьким бальзамом я приняла, все делала ежедневно. Кроме того, пью по утрам натощак за полчаса до завтрака чай из кипрея со шведским горьким бальзамом. И вот теперь, через четыре месяца, я могу сказать, что Ваши советы очень хороши и лечение травами начинает давать результаты. Чудовищная судорожная скованность ног начинает понемногу проходить, боли ослабевают. В отдельные дни я уже могу сделать несколько шагов по квартире, не держась за мебель или стены. Мочевой пузырь опять функционирует нормально. Регулы каждые 3-5 недель, но по 3-5 дней. Это уже успех для меня, хотя и небольшой. Рассеянный склероз – это очень упрямая болезнь со многими побочными явлениями. Шведский горький бальзам я пью ежедневно понемногу в чае из крапивы, тысячелистника и манжетки. С чистотелом у меня есть маленький опыт. Под левым **глазом** у меня несколько лет была какая-то толстая »**корочка**«, которая со временем стала мешать глазу. Я перепробовала много разных лекарств – врач прописывал, но все безрезультатно. И вот я попробовала сок чистотела (трава чистотела настаивалась на водке 10 дней). И эта »корочка« почти исчезла. Я так радуюсь каждому даже малейшему успеху, который заставляет меня ежедневно двигаться дальше. На зиму я хорошо запаслась травами.

По поводу лечения **межпозвонковых дисков** я прочитала в одной медицинской книге: натереть **клубень пиона** и выкупаться в отваре. Пионы хороши для мозга и спинного мозга. Из них я делаю две ванны. Я настояла клубни пиона на водке, добавила эту эссенцию в отвар и принимала ванну 20 минут. На следующий день болей, связанных с дисками, не было. С тех пор прошли уже три недели, боли не повторялись«.

Когда я выступала с докладом в Рендсбурге (ФРГ), ко мне на подиум поднялась одна дама и рассказала, что три года назад она еще сидела в инвалидной коляске. Применяя указания из книги

»Здоровье из аптеки, дарованной нам Богом«, она настолько улучшила свое здоровье, что снова может ходить и чувствует себя здоровым человеком. У нее не было возможности доставать свежие травы, и она покупала высушенные. Свое восхищение ее трудолюбием и упорством, а также тем, что она не отступила перед болезнью, публика выразила аплодисментами.

Парализованных или больных монголизмом детей-инвалидов лечат теми же травами, которыми лечат атрофию мышц и рассеянный склероз, не говоря уже о растираниях вышеприведенными эссенциями и, прежде всего, о лечении живительными ваннами на травах. Во многих случаях причина спастического паралича у детей – следствие поведения матери во время беременности. В этот период желательно избегать курения, алкоголя, лекарств и даже натурального кофе. Дети с нарушениями речи тоже могут лечиться таким образом. Очень важны во всех четырех случаях компрессы со шведским горьким бальзамом (см. »Шведский горький бальзам«) на затылок.

Сахарная болезнь (диабет)

В наши дни распространенным заболеванием становится диабет. Наряду с инфарктом миокарда и раком он занимает сегодня одно из первых мест. Чрезмерное употребление пищи, нездоровое переедание и особенно у детей – вот причина этой болезни. Не только взрослые, но и многие дети болеют, к сожалению, диабетом. Диабет – это **заболевание поджелудочной железы.** А это значит, что им становятся недоступными многие радости детства. Им приходится придерживаться строгой диеты, дважды в день колоться инсулином и уже в детском возрасте одной ногой стоять в могиле. Многие болезни нашего времени свидетельствуют о том, что благосостояние не всегда идет впрок. Мы должны поменьше есть и снижать калорийность пищи. Перед большими праздниками, которые продолжаются больше двух дней, можно встретить людей, которые закупают продукты в таких количествах, что можно прокормить целый полк.

Я хочу попытаться подсказать всем диабетикам такое лечебное средство, которое возбуждает работу поджелудочной железы и тем самым предотвращает заболевание сахарным диабетом. Известный **швейцарский натуропат пастор Кюнцпе** говорит: »Сахарную болезнь довольно легко одолеть следующими травами: 3 части корня **гравилата** (Geum alpina), по одной части листьев **ежевики** и **черники**, 3 части **золотой лапчатки**, 2 части зеленых высушенных **створок фасоли**«. Нужно взять 1 ч. л. (с верхом) этой смеси, заварить ¼ л кипятка, дать 3 минуты постоять. В день надо выпивать 1,5-2 л. Лечебный эффект **листьев черники** зависит от правильности их сбора. Их нужно собирать до созревания плодов. Если их собирать вовремя – это проверенное в клинических условиях лечебное средство от диабета. Считается доказанным, что миритиллин, содержащийся в листьях черники, собранных до созревания плодов, не только снижает выделение сахара, но и может полностью остановить болезнь. Миритиллин из листьев черники по праву называют »растительным инсулином«. Несмотря на замечательные свойства листьев черники, лечение этим чаем должно проходить под наблюдением врача. Контроль со стороны врача нужен обязательно.

Сельдерей тоже может быть рекомендован для снижения содержания сахара. Старое народное средство – это и **сок квашеной капусты**, и ежедневное употребление **свежей моркови**; **лук и чеснок**, положенные на хлеб, тоже способствуют снижению сахара.

Еще одно народное средство: 4 ст. л. **листьев черники (собранных до созревания ягод!)** заливаются двумя литрами холодной воды и увариваются до половины. Пить надо по три чашки в день. **Крапива** тоже оказывает великолепное действие на поджелудочную железу: она тоже снижает содержание сахара в крови. В этом случае можно просто купить экстракт крапивы в гомеопатической аптеке.

Корень аира тоже излечивает все нарушения в работе поджелудочной железы и помогает при диабете. В чашке холодной воды на ночь замачивают 1 ч. л. (без верха) корней аира, утром слегка подогревают, процеживают и пьют до и после еды по одному глотку. Это шесть глотков в день. Одни только эти шесть глотков корня аира оказывают на каждого диабетика благотворное влияние.

Листья и молодые побеги **бузины** тоже рекомендуются как чай для диабетика. Бузина ведь относится к древнейшим народным лечебным средствам.

Ранней весной, когда на полях и лугах начинает появляться **одуванчик**, это растение надо срывать до корня, хорошо промывать и использовать для первых салатов. Вы увидите, как он выделяет зеленоватый и желтовато-млечный сок. Желтоватый вкуснее и нежнее. Весной диабетики должны есть такой салат утром и вечером. А когда в конце апреля - начале мая одуванчик будет в полном цвету, для диабетиков наступает возможность за четыре недели лечения снизить свой сахар. Стебельки срывают вместе с цветками, моют их и только тогда отделяют цветки. **10-15 стебельков одуванчика**, съедаемые ежедневно, могут очень эффективно повлиять на уровень сахара в крови. При этом стебельки сначала покажутся горькими на вкус.

Омела тоже оказывает благотворное влияние на поджелудочную железу, так что диабет, если чай из омелы принимать продолжительное время, тоже излечивается. Омелу замачивают на ночь в холодной воде. Сначала берут три чашки холодной воды и три чайные ложки омелы (с верхом). Через несколько недель переходят на две чашки и еще немного позднее — на одну чашку. Какое-то время не принимают, если весной для диабетика есть другие свежие фрукты. Омела наиболее эффективна с начала октября до начала декабря, а также в марте и апреле. Поэтому ее собирают в эти периоды. Наиболее целебна омела, растущая на дубах и тополях, но омела с елок и фруктовых деревьев тоже обладает целебной силой. Листья и стебли измельчаются. Следует помнить, что **белые ягоды нельзя использовать для приготовления чая!**

Так как наш знаменитый **шведский горький бальзам** благотворно влияет на поджелудочную железу и даже может ее вылечить, он тоже рекомендуется при сахарном диабете. Его надо принимать три раза в день по 1 ч. л. в чае из трав. Поскольку бальзам обладает широким спектром активного воздействия на внутренние органы человека, рекомендуется один раз в месяц делать компресс на область поджелудочной железы со шведским горьким бальзамом.

Корни цикория можно предложить диабетикам как наилучший вид диетических овощей. Их надо подержать в воде, как салат из эндивия, чтобы смягчить горечь. Между прочим, чай из цветков и стеблей цикория можно с успехом использовать для лечения **ожирения**. Нужно пить ежедневно две чашки этого отвара.

Сок свежих **огурцов** снижает сахар в крови, и поэтому его тоже можно рекомендовать диабетикам.

Козелец, как и спаржа, тоже отличный диетический овощ для диабетиков. Они оба отличаются низким содержанием углеводов. Поэтому козелец можно подавать с достаточным количеством масла и панировочными сухарями, не принося вреда больному. Козелец выращивают в огороде как пищевую зелень, пряность, но он не идентичен козельцу дикорастущему.

Зеленый **лук-порей** тоже полезен диабетикам. Его нужно мелко порезать, положить на хлеб и есть на ужин. Его можно рекомендовать и на обед.

Хочу посоветовать также полезный напиток, великолепный на вкус: 500 г измельченного **лука-порея** (вместе с листьями) залить 0,7 л терпкого **белого вина**, прикрыть и оставить на 24 часа. Процедить жидкость, разлить по бутылочкам и пить утром и вечером по одному глотку. Гущу, остающуюся после процеживания, можно класть на хлеб и есть.

Один практикующий врач из Верхней Австрии помог одной больной диабетом следующим рецептом:

Три больших **головки чеснока** раздавить, положить в литровую бутылку, залить чистой водкой, оставить на 10-14 дней. Каждый день перед завтраком пить по 1 ч. л.

В апреле 1977 года мне позвонила одна женщина из Вены. Она рассказала мне, что уже 30 лет больна диабетом, и просила меня помочь ей. Я посоветовала ей все, что изложено выше. Она все точно исполняла по брошюре. В начале августа она сообщила мне, что анализы показали, что сахар в норме. В конце сентября 1977 года я делала доклад в Вене. Во время доклада эта женщина попросила слова и сказала: »Я 30 лет болела диабетом. Я последовала советам фрау Трэбен, и с августа мой сахар в норме«. Слушатели устроили ей овацию.

Одна знакомая из Грундельфингена (Бавария) пишет: »Один мой знакомый много лет болел диабетом и кололся ежедневно инсулином«. И вот с помощью трав и чая (по этой брошюре) он добился того, что сахар снизился. Конечно, он находится под наблюдением врачей практически постоянно. Врач был поражен снижением уровня сахара.

У одного инженера из Вены **сахар в крови** держался на уровне 280. Он последовал советам из брошюры »Аптека, дарованная нам Богом«. После анализов врачи констатировали, что уровень сахара в крови упал до 130.

Применение всех лекарственных растений, в том числе и диетических овощей, эффективно, естественно, только в том случае, если точно придерживаться диеты, рекомендуемой диабетикам.

Свищи

Внутрь принимать ежедневно 1 ч. л. **шведского горького бальзама** (в тяжелых случаях – по 1 ст. л.) с чаем из ромашки, без сахара. Наружно следует делать обмывания теплым отваром **будры, полевого хвоща** и **львиного зева,** взятых поровну. После этого слегка смазать **шведским горьким бальзамом** или наложить ватку, пропитанную им. Делать **сидячие ванны с полевым хвощом,** а на ночь делать **припарки с хвощом** (см. »Хвощ полевой«, раздел »Способы применения«).

Одна женщина в возрасте 51 года из Баварии страдала 28 лет от **свища на щеке** около скуловой кости. Она сообщает: »Я не могу передать, как я настрадалась за эти 28 лет! Мне советовали операцию, на которую я, однако, не согласилась. И только обратившись к одному врачу, который лечил сыроедением и лечебным дыханием, я почувствовала некоторое облегчение. Весной я стала собирать свежую **крапиву** и начала пить по три чашки чая из нее в день, смешивая его каждый раз с 1 ч. л. шведского горького бальзама. Ровно через 14 дней мой свищ зажил, и я полностью избавилась от болей. Это было и для меня, и для всех моих знакомых просто чудом«.

Сенная лихорадка (аллергия)

Крапива помогает при всех видах **аллергии,** »сенной« насморк – это аллергия. От него можно сравнительно быстро избавиться, если попить чай из крапивы – три или четыре чашки в день с 3 ч. л. шведского горького бальзама в каждую чашку.

Слабый мочевой пузырь

Очень многие в дождливые дни или при спуске вниз с горы едва удерживают мочу. В этом случае хорошо помогают **сидячие ванны с тысячелистником** и **полевым хвощом** 100 г травы на ванну (см. »Общие сведения«, раздел »Сидячие ванны«). Кроме того, надо пить по четыре чашки в день **чая с манжеткой**. Область мочевого пузыря надо растирать **эссенцией пастушьей сумки,** это оживляет мускулатуру снаружи. Приготовление эссенции вы найдете в разделе »Пастушья сумка«. Одновременно рекомендуются сидячие ванны с пастушьей сумкой. Тоже 100 г. на ванну.

Быстро помогают сидячие ванны с поваренной солью. В теплую сидячую ванну надо бросить горсть соли. Ванны повторять по вечерам до тех пор, пока мочевой пузырь не окрепнет.

Слезотечение

Чтобы избавиться от этого крайне неприятного состояния, необходимо взять 10 г очанки, 10 г валерианы, 15 г бенедикта, 10 г цветков сирени, 20 г ромашки, 10 г руты и 15 г манжетки. На 0,5 л воды взять 15 г смеси этих трав, замочить на ночь в холодной воде, на следующий день довести до кипения. Немного охладить, окунуть в чай чистую тряпочку и теплую положить ее на закрытые глаза. Повторить несколько раз в течение получаса. Затем накрыть глаза сухим платочком и немного отдохнуть.

Сон, беспокойный
(у детей)

Если ребенок во время сна мечется и не находит себе места, мгновенно помогают **ванны из липового цвета** (если, конечно, место, где спит ребенок, не находится под воздействием каких-либо излучений). Какой-нибудь большой сосуд следует заполнить до половины липовым цветом и залить на ночь холодной водой. На следующий день подогреть и вылить в ванну. Продолжительность ванны – 20 минут. Эту воду, подогревая, можно использовать еще для двух ванн. Цветки липы необходимо собирать по возможности при солнце.

Травмы позвоночника

В этих случаях очень хорошо помогает **мазь из подмаренника**, которую готовят точно так же, как и мазь из календулы (см. »Календула«). Мазь наносят на позвоночник снизу вверх. Очень важны также растирания с **эссенцией тысячелистника и окопника** (см. »Общие сведения«, »Настойки, эссенции«) и параллельно с этим **полные ванны с чабрецом и тысячелистником** (см. »Общие сведения«, раздел »Полные ванны«).

Тремор (дрожание рук и ног)

От этого заболевания надо взять 50 г **зверобоя**, 20 г **ятрышника**, 20 г **первоцвета** (примулы) и 10 г **плодов можжевельника** и настоять 14 дней в 38-40° водке или фруктовом вине на солнце. Эту настойку надо пить по 15-20 капель, разбавляя чаем, который пьют три раза в день и рецепт которого таков: **листья ясеня, цветки зверобоя, тысячелистник, шалфей и хвощ полевой** – каждой травы по 20 г, все хорошо перемешать. Кроме того, рекомендуются сидячие ванны из свежей **хвои, зверобоя, тысячелистника** или **чабреца**. На сидячую ванну нужно 100 г трав. Так как наружное применение трав способствует успеху лечения, сидячие ванны надо делать все 14 дней (см. »Общие сведения«, раздел »Сидячие ванны«).

Угри

Это типично для пубертатного (переходного) возраста и связано с нарушением деятельности почек. Поэтому надо избегать пряной, соленой пищи, подкисленных салатов и напитков. Салаты надо есть со сметаной. От угрей ежедневно пьют **чай из крапивы** (заварить 1 литром кипятка, распределить на целый день, пить глотками).

Наружно: утром и вечером на влажное лицо наносить **уксус**, приготовленный с **хреном**, и не вытирать в течение 10 минут. Для этого натертый хрен положить в бутылку и залить винным или фруктовым уксусом. Он должен покрывать хрен. Дать 10 дней постоять в теплом месте. Так как им пользуются, не процеживая, его хорошо сразу налить в стерильную пластиковую бутылочку с отверстием в крышке. Хрен снимает остроту уксуса, а уксус – остроту хрена, получается довольно мягкая уксусная эссенция, которую переносит любая кожа.

Фимоз

Есть способ борьбы с фимозом у детей по методу доктора Дирка Арнтцена (Берлин). Для этого следует использовать это ванны. Необходимо взять 10-20 мл десятипроцентного **раствора сульфата калия** (лучше свежеприготовленного в аптеке) на одну детскую ванну, то есть на 50-70 литров, при этом важно слегка оттягивать назад крайнюю плоть. Нужны 1-2 ванны в неделю. Успех часто достигается уже после четвертой ванны, но больше 10 ванн делать нет смысла. Самый благоприятный возраст, видимо, 4-7 лет, однако ванны можно делать и десятилетним. Благодаря этому методу многие дети избежали оперативного вмешательства. Старым мужчинам этот метод не подходит. Успех возможен и при ваннах с просвирником. На детскую ванну надо взять горсть **просвирника**, замочить на ночь в холодной воде, взрослым – 100 г травы на одну сидячую ванну.

Эмфизема легких

Эмфизема легких, как и **сердечная астма** и **заболевания щитовидной железы**, при которых появляется **одышка**, возникает чаще всего из-за нарушения функции печени.
Увеличение печени при различной патологии дает изменения в легких, бронхах и сердце. Изменения в печени вызывают в восприимчивой щитовидной железе болезненные изменения. В таких случаях по утрам надо пить по чашке чая из **плауна**, в течение дня сделать на 4 часа компресс со шведским горьким бальзамом (см. »Шведский горький бальзам«, »Способы применения«), а на ночь – **припарки из хвоща полевого**. Полную горсть хвоща разогреть, распарить в ситечке над паром, завернуть в льняную тряпочку и положить на больную печень. Увеличение печени замедляется, постепенно снимается и одышка, которая так пугает.

Эризипелоид, рожа, рожистое воспаление

Свежие листья **мать-и-мачехи** вымыть, растереть их скалкой на доске в кашицу и приложить к больному месту. Можно приготовить и отвар из листьев (листья измельчить, заварить кипятком, немного дать постоять). Когда он остынет, из него можно также делать компресс. Так же применяются и **листья капусты** и трав, их промывают и превращают в кашицу. Они снимают воспаление. Очень хорошо и мягко действуют **листья живучки**. Их пропускают через соковыжималку, и соком слегка смазывают воспаленные места, или эти листья разрезают по длине и кладут на тарелку разрезом наверх. Вытекающим соком смазывают воспаленные места. Внутрь принимают за полчаса до завтрака чашку **чая из вероники**, а в течение всего дня по глоточку 3 или 4 чашки **чая из крапивы** (до тех пор, пока врач не подтвердит, что болезнь прошла).

Советы при злокачественных заболеваниях:

Гинекологические заболевания
(яичники и матка)

Ежедневно надо готовить 1,5-2 литра чая из смеси трав: 300 г **календулы** и 300 г **тысячелистника.** Для этого нужно взять 6-8 ч. л. (с верхом) смеси трав. Все количество чая пьют в течение дня по глоточку. В чай надо влить три столовых ложки **шведского горького бальзама** и распределить так, чтобы принять до и после каждой еды.

Кроме того, каждую неделю необходимо делать сидячие **ванны с тысячелистником** (см. »Способы применения«, раздел »Тысячелистник«). Вода, оставшаяся от первой ванны, выливается обратно на остававшуюся от приготовления ванны траву и может подогреваться и использоваться еще два раза. Итого получается три ванны в неделю. Можно делать сидячие ванны и каждый день (при переносимости). При появлении болей надо дополнительно делать еще **припарки с хвощом** и **компрессы со шведским горьким бальзамом** (см. описание в разделе »Опухоли«).

Вот письмо от одной женщины из Р. (ФРГ) от 4 февраля 1980 года: »Я очень хотела написать Вам, чтобы поблагодарить Вас. С декабря 1978 года я пролежала 4 месяца с переломом двух позвонков. В это время я могла как следует проштудировать Вашу брошюру. В феврале 1979 года моя золовка была выписана с **раком матки и яичников** из больницы как безнадежная. Врачи сказали моему брату, что ей осталось жить еще, может быть, 4 недели и сделать уже ничего больше нельзя. Она уже ничего не могла есть, в ее комнате стоял запах разложения. Тогда она начала лечиться травами по Вашей брошюре. Она пила в день 2,5 литра чая из смеси трав: **тысячелистника, крапивы и календулы.** По утрам, в обед и по вечерам в этот чай она добавляла по 1 ст. л. шведского горького бальзама. Она делала, кроме того, и **компрессы со шведским горьким бальзамом** на низ живота. Вскоре у нее появился аппетит, она снова стала есть, запах разложения исчез. Через половые органы вышли черные сгустки; и она сначала очень испугалась. Но это было очищение. Сейчас она снова ведет хозяйство, готовит и ходит гулять. Ее домашний врач, получивший из больницы ее историю болезни, еще ничего подобного в жизни не встречал. Но мы-то знаем, что это чудеса из аптеки, дарованной нам Богом«.

Заболевания гортани

В данном случае, прежде всего, необходимо иметь свежий **просвирник.** При высушивании он теряет треть своей целебной силы. Поэтому обязательно нужны свежие травы, которые замачиваются на ночь в холодной воде. На день нужны четыре чашки чая для питья и шесть чашек для полоскания горла, что составляет 2,5 л. На одну чашку нужна 1 ч. л. (с верхом) травы. Травы замачивают с вечера в холодной воде и оставляют до утра, слегка подогревают, процеживают и наливают в термос, который предварительно ополаскивают горячей водой или же каждый раз подогревают на водяной бане. Четыре чашки чая выпивают **по глоточку**, шесть чашек остаются для **полоскания горла.**

Эти 10 чашек довольно быстро позволяют избавиться от злокачественного заболевания, даже тогда, когда болезнь достигла последней стадии. То, что остается после процеживания, – гущу –

следует собирать в кастрюлю и, разбавив небольшим количеством воды, подогреть. Вечером эту массу надо еще раз подогреть, смешав с **ячменной мукой** (ее можно найти на мельницах или в магазинах диетических продуктов). Эту теплую кашицу намазывают на льняную тряпочку и завязывают ею горло. Поверх надо еще завязать теплым платком. Уже после первой же аппликации больной почувствует облегчение. Нередко на четвертый или пятый день возвращается пропавший было голос.

Такое же лечение, как и при лечении гортани, проводится для **больного пищевода**. Кроме теплых аппликаций с ячменной мукой делаются еще припарки (на ночь) с хвощом (»Припарки« см. в разделе »Общие сведения« и »Хвощ полевой«). Кроме того, необходимы глубокие полоскания свежим подмаренником (см. также »Заболевания языка«).

Заболевания желудка

При заболеваниях желудка нужно на четыре часа днем ставить **компресс со шведским горьким бальзамом** на область желудка; по возможности эти четыре часа лучше не лежать в постели. Однако компресс должен быть завязан очень тепло, чтобы не возникло охлаждения от испарения. На ночь надо делать **припарки с хвощом**, если же возникают сильные боли, то нужно еще утром и вечером на два часа каждый раз ставить эти же припарки в постели (о том и о другом см. »Общие сведения«). Помимо компрессов в течение дня нужно еще по глоточку пить 1,5 - 2 литра травяного чая из (по возможности свежих) **крапивы и календулы**. Они должны быть при этом смешаны поровну.

Из письма одного участника войны от июля 1979 года: »После возвращения из плена в 1947 г. я был болен **раком желудка**. Три врача отказались от меня как от безнадежного. Так как у меня не было другого выхода, я обратился к природе, созданной нашим Господом, и стал искать соответствующие травы: **крапиву, тысячелистник, одуванчик** и **подорожник**; из них я готовил сок и ежечасно пил по одному глотку. Буквально через несколько часов я почувствовал облегчение, и, прежде всего, потому, что мой желудок стал воспринимать то немногое, что я еще мог есть. Это было мое спасение. С тех пор я начал серьезно заниматься травами, ставшими милыми моему сердцу. Это они меня вылечили, и все благодаря тому, что наш Создатель вложил огромную целебную силу в СВОЮ природу!

И Вы поймете, почему я чувствую себя по-особенному связанным с тем человеком, который с помощью трав исполняет заповедь любви к ближнему. Ведь на его глазах свершается чудо за чудом. Ни в коем случае не позволяйте себя деморализовать. Поскольку именно этого добиваются слуги мрака. Огромная радость выздоровления благодаря лечению травами превосходит весь тот негатив и человеческое несовершенство, которые нас и ввергает в эти болезни!«

Заболевания кишечника

Одна чайная ложка **корня аира** (без верха) замачивается в ¼ л. холодной воды, утром подогревается и процеживается. Пить надо по одному глотку непосредственно до и после каждой еды, итого шесть глотков в день, но не больше!

Кроме того, нужен вот такой чай: 300 г **календулы**, 100 г **тысячелистника**, 100 г **крапивы**, все хорошо перемешать. На ¼ л. кипятка берут 1 ч. л. (с верхом) смеси. На день надо 1,5-2 л заваренного чая. Больной должен принимать строго по часам каждые 15 или 20 минут по одному глотку; если пить так, то чай будет хорошо восприниматься желудком. Опыт показывает, что благодаря этому чаю быстро налаживается аппетит.

Затем из общего количества берут перед каждым приемом пищи по полчашки утром, днем и вечером, добавляют туда столовую ложку **шведского горького бальзама** и выпивают половину этого количества за полчаса до и через полчаса после каждой еды по глоточку. Если больному этого количества шведского горького бальзама много, можно каждый раз давать одну чайную ложку.

Чай следует держать в термосе. Кроме того, надо делать на весь живот компрессы со шведским горьким бальзамом. Для этого берут большой кусок ваты, смачивают бальзамом, растягивают тоненьким слоем по всему животу. Припарки с хвощом тоже снимают боли. Поэтому их надо делать возможно чаще. Можно утром и вечером по два часа лежать в постели с компрессом и даже оставить компресс на ночь (об обоих компрессах см. »Общие сведения«).

1 октября 1979 года из Гамбурга ко мне приехала супружеская чета – Гельмут и Берта Э., чтобы сказать спасибо за помощь, которую они получили благодаря брошюре »Здоровье из аптеки, дарованной нам Богом«. У Берты Э., сегодня ей 53 года, после падения с лестницы появилась **опухоль в животе**, вызывавшая сильные боли. В январе 1977 года она была взята на операцию в одну из гамбургских клиник. Но во время операции выяснилось, что опухоль неоперабельная из-за своих огромных размеров. После семинедельного пребывания в клинике и полной потери волос ее в феврале 1977 года выписали. К этому времени фрау Берта уже знала, что у нее рак. В ноябре 1978 года больная снова легла в ту же больницу на лечение. На этот раз ее прооперировали (правая часть живота). И опять ее лечили стационарно семь недель. При долечивании в феврале 1979 года в верхней левой части живота была обнаружена киста величиной с голову ребенка. 20 марта 1979 года женщину оперировали еще раз. При обследовании обнаружили явные **метастазы**. Пациентка уже пять недель была на искусственном питании, улучшение не наступало. Даже после приема кашицеобразной пищи сразу начиналась рвота.

К этому времени лечащие врачи уже сообщили мужу, что положение его жены безнадежное. Быстрая потеря веса с 80 кг до 62 кг говорила сама за себя. Вот тогда-то и получил господин Э. в подарок мою брошюру »Здоровье из аптеки, дарованной нам Богом«. Он сразу закупил несколько литров шведского горького бальзама, трав календулы, тысячелистника и крапивы для чая, а также корней аира в одной гамбургской аптеке. С согласия лечащих врачей гамбургской клиники ей стали делать компрессы со шведским горьким бальзамом на весь живот, как написано в брошюре. Кроме того, фрау Берта пила чай из трав, и, помимо всего прочего, те самые шесть глотков чая из аира.

Через 48 часов после всего этого наступило улучшение, на которое уже никто не рассчитывал. Все врачи и весь медперсонал были настолько потрясены, что не могли в это поверить. Через 10 дней – 24 апреля 1979 года пациентку перевели на амбулаторное лечение, врачи сочли ее состояние сравнительно удовлетворительным. Госпожа Э. после выписки была еще настолько слаба, что еще несколько недель вынуждена была лежать в постели. С огромной ответственностью она продолжала лечиться травами и травяными настоями. Общее состояние продолжало улучшаться с каждой неделей. Вернулся хороший аппетит, она стабильно стала набирать вес. Позднее в письме от 8 августа 1979 года господин Гельмут Э. писал, что это »чудо« произошло только благодаря благословляющей деснице Господа Бога. Многие из его родных, друзей и знакомых после этого случая стали приверженцами гомеопатического лечения. Гельмут Э. продолжает: »Моя жена и я очень хотим, чтобы в книге было рассказано и о нашем случае, чтобы люди, начавшие лечиться, снова обрели надежду на выздоровление«.

Заболевания кожи

Если злокачественное заболевание кожи еще не представляет собой открытую рану, то это место надо много раз в день орошать оранжево-желтым **соком чистотела.** У кого нет возможности иметь свежие листья и стебли прямо из сада, я советую посадить чистотел в цветочный горшок дома. Если же речь идет об уже **открытой гноящейся ране со зловонным секретом**, то ее надо промывать попеременно чуть теплым **отваром хвоща полевого** и **вытяжкой просвирника**, полученной холодным способом. Края раны обрабатываются сначала **соком чистотела**, а потом, после его усвоения, **мазью из календулы** (см. »Календула«). **Подорожник (ланцетовидный или большой)** промывают, превращают в **кашицу** и накладывают непосредственно на рану. Если это причиняет боль или неудобство больному, то все нужно снять. Но потом все это нужно повторять, пока больной не почувствует, что наступило облегчение. **Компрессы из отвара хвоща** и **просвирника** можно ставить на ночь. Внутрь следует принимать для очищения крови ежедневно по четыре чашки чая из **крапивы, вероники, календулы** и **тысячелистника**, смешанных поровну. На четверть литра воды надо взять 1 ч. л. (с верхом) смеси. Травы заваривают и дают немного настояться.

Иногда после **удаления родинок** или **плотных узелков на коже** образуются гноящиеся мокнущие ранки злокачественного типа. В этих случаях применяется то же лечение, что и при открытых гноящихся ранах со зловонным секретом. Если открытые ранки распространились по всему телу, то нужны **ванны с хвощом и просвирником.** Больного следует завернуть на всю ночь в льняную простыню, на которую побрызгать **кашицей подорожника (ланцетовидного или большого)**. Все чаще начинают встречаться злокачественные заболевания кожи, представляющие собой **темные пятна с резкими границами**, похожие на струпья; их надо мазать в течение дня как можно чаще **соком подмаренника** (см. »Подмаренник«, »Способы применения«). Это дает хорошие результаты. Сок, налитый в небольшие пузырьки, можно хранить в холодильнике.

Одну 30-летнюю женщину прооперировали по поводу начавшей вдруг расти родинки. Выяснилось, что это было злокачественное новообразование. Пришлось сделать четыре тяжелых операции, так как вовлеченными оказались и лимфатические узлы. Глубокие послеоперационные раны под мышкой были воспалены и не закрывались. Молодая женщина не могла вести хозяйство, заботиться о детях и была очень расстроена. С этой целью ей даже дали в помощь сестру милосердия. Сравнительно быстро помогли пациентке **аппликации с кашицей из подорожника** (приготовление см. »Подорожник ланцетовидный«, »Способы применения«), промывание чуть теплой смесью трав – **подмаренника** и **хвоща**, а также **ванны с чабрецом** (200 г чабреца) и чай из 300 г **календулы** и по 100 г **тысячелистника** и **крапивы** (на ¼ л. воды берут 1 ч. л. с верхом этой смеси трав). Этой смеси надо пить один литр ежедневно, распределив по глоточку на целый день. Ровно через месяц раны затянулись, и молодая женщина снова смогла сама управляться со своим хозяйством. Это все »чудеса« из аптеки, дарованной нам Богом!

Заболевания костей

Ежедневно надо пить по четыре чашки чая из **тысячелистника**, так как он оказывает особенно хорошее действие благодаря своему кроветворному влиянию на костный мозг. Кроме того, необходимо пить **две чашки чая из календулы** и **две чашки чая из крапивы** для очищения крови (по возможности использовать свежие травы!). На четверть литра воды нужна 1 ч. л. (с верхом) травы. В каждую чашку необходимо добавить 1 ст. л. **шведского горького бальзама.** Пить это надо, разделив по полчашки, за полчаса до еды и через полчаса после. Параллельно необходимо в течение дня часто делать втирания **настойкой тысячелистника** (см. »Тысячелистник«, »Способы применения«), **настойкой окопника** (см. »Окопник«, »Способы применения«) и **шведским горьким бальзамом.**

Однако если на кости есть злокачественная опухоль, лечение проводить, как указано в разделе »Злокачественные опухоли». Если боли в костях вызваны метастазами, нужно лечить то место, откуда идут метастазы.

Заболевания легких

За день глотками надо выпить четыре чашки **чая из тысячелистника** и, кроме того, по одной чашке **чая из хвоща полевого** утром натощак и вечером за полчаса до ужина. В течение дня надо жевать **корень аира**. Жидкую часть надо проглатывать вместе с чаем из тысячелистника, а жесткие остатки можно выплюнуть. Если случается приступ боли, на всю ночь можно сделать **припарку с хвощом**, а днем в течение четырех часов – компрессы со шведским горьким бальзамом (о компрессах см. »Общие сведения«) на легкое, а если нужно, то и на спину.

Заболевания лимфатических желез

Нужно взять **майорана** последнего урожая, наполнить им бутылку (до горлышка), залить оливковым маслом и оставить на 10 дней на солнце или возле плиты. Этим **майорановым маслом** нужно мазать больные железки; также пользоваться **мазью из календулы** или **зверобойным маслом** (см. »Календула« и »Зверобой«).

Свежие листья **подорожника ланцетовидного** и **подорожника большого,** а также разновидности **белокопытника** (относится к семейству мать-и-мачехи; его большие, как шляпа, листья видны на высоких берегах ручьев, на влажных опушках лесов), **свежий подмаренник** или свежие **листья** и **стебли календулы** надо промыть и превратить в кашицу скалкой на доске, поэтому их надо раскатывать, пока они еще влажны. Вода при этом помогает извлечь сок. Эту кашицу накладывают (то одну, то другую) на больные железки. Больной сам очень быстро почувствует, какая из кашиц действует на него наилучшим образом.

А если уже сделали операцию, то можно наряду с аппликациями из свежей кашицы делать **компрессы со шведским горьким бальзамом**, можно даже втирать его, а также **припарки с хвощом** на два часа при соблюдении постельного режима в течение этого времени (см. об обоих компрессах »Общие сведения«). Внутрь обязательно надо принимать полтора-два литра чая из смеси трав: 300 г **календулы**, 100 г **хвоща полевого**, 100 г **тысячелистника** и 100 г **крапивы** – на полтора-два литра воды 1 ч. л. (с верхом) смеси трав! Следует пить по глоточку в течение всего дня. Кроме того, не следует забывать о 3 ст. ложках **шведского горького бальзама**, о применении которого рассказывалось уже раньше, при лечении других болезней.

При злокачественных заболеваниях лимфатических желез часто наблюдаются очень сильные **отеки ног и рук**, так называемая **слоновость.** Руки и ноги начинают сильно отекать, становятся твердыми и теряют чувствительность; у больного такое ощущение, будто они деревянные. В этом случае можно прибегнуть к вышеупомянутым аппликациям из кашицы, начиная от железок и кончая отекшими местами. Совершенно уникально для такого случая воздействие **листьев борщевика**, этого многолетнего зонтичного растения, которое следует искать на лугах, на влажных (сырых) отвалах или кучах щебня, на межах и опушках леса в тенистом кустарнике. Оно отличается беловатыми, иногда переливающимися светло-розовыми цветками. Это растение (для него характерны листья с пятью и большим количеством зубцов, похожих на звериную лапу с когтями) ростом выше всех остальных растений на лугах и межах. Его листья – великолепный корм для зайцев. Моя молочница рассказывала мне, что, когда коров кормят свежей травой, они всегда сначала выбирают и поедают эти крупные листья. Этих листьев надо собрать много, промыть и, пока они еще влажные, превратить их в кашицу. На ночь сделать из них аппликацию и хорошо обмотать ей больное место. Они приносят облегчение больному в его безнадежном положении.

И **просвирник**, замоченный в холодной воде на ночь, приносит облегчение, если с ним сделать ванну. После таких ванн отеки на ногах и руках постепенно проходят. Вселяет надежду на успех и смазывание отеков свежим **соком кислицы** (см. »Кислица«).

Заболевания молочной железы

Лечение начинается после операции. Рубцы, доходящие до подмышки, смазываются **мазью из календулы** (см. раздел »Календула«). Сырье, оставшееся от приготовления мази, можно прикладывать 4-5 раз, предварительно подогревая. Одного этого достаточно, чтобы кожа стала гладкой и приобрела нормальный цвет. Если после операции шов сильно тянет и боль отдает в руку, то мазь в какой-то мере снимает эти боли. Если задеты лимфатические железы, то нужны частые аппликации **кашицы из свежих листьев подорожника** (ланцетовидного или большого, см. »Подорожник ланцетовидный«, »Способы применения«). В остальном лечение такое же, как и в разделе »Заболевание лимфатических желез«.

Кроме того, нужно готовить чай из смеси: 300 г **календулы**, 100 г **тысячелистника**, 100 г **крапивы**, все хорошо перемешать. На ¼ л. воды берут 1 ч. л. (с верхом) смеси. На день готовят 1,5 - 2 л чая, заваривая. Пьют в течение всего дня по глоточку. Из этого общего количества берут по полчашки утром, днем и вечером перед каждой едой, добавляют столовую ложку **шведского горького бальзама** и выпивают по половине этого количества за полчаса до еды и полчаса спустя после еды по глоточку.

Если появляются боли, то нужно часто делать компрессы со **шведским горьким бальзамом** и **припарки с хвощом полевым** (см. о компрессах и припарках »Общие сведения«). Такое же лечение проводится и при образовании новых узелков.

Молочная железа и женские половые органы связаны теснейшим образом, поэтому обратите внимание на раздел »Злокачественные заболевания« (яичники и матка).

Одна девушка пишет: »Через две недели после рождения моего ребенка у меня стало происходить **уплотнение груди** и началось **воспаление сосков груди,** сопровождавшихся высокой температурой и сильными болями. Всего лишь на ночь достаточно было сделать **компресс со шведским горьким бальзамом**, как от недуга не осталось и следа. Я – крестьянка. Однажды я обнаружила у одной нашей коровы такое же воспаление и уплотнение на вымени. Тогда я подумала, что если шведский бальзам оказывает такое мгновенное исцеляющее действие на человека, то вероятно, он может также быть полезен и для животных. Я попробовала применить подобное лечение к корове, и была приятно удивлена, когда за короткое время добилась такого же положительного результата«.

Заболевания поджелудочной железы

В данном случае лечение аналогично лечению заболеваний кишечника (см. ниже »Заболевания кишечника«).

Заболевания почек

В этом случае принимают чай из трав, который рекомендует швейцарский натуропат пастор Кюнцле при **сморщивании почки: лесной золотарник, подмаренник, белая или желтая яснотка,** взятые поровну. Такой чай пьют по четыре чашки в день по глоточку. К каждой чашке следует добавлять по 1 ч. л. **шведского горького бальзама.**

Сидячие ванны с хвощом – 100 г травы на ванну замочить на ночь холодной водой, утром подогреть и добавить к ванне. Продолжительность ванны – 20 минут. После ванны воду опять следует соединить с использованной травой, так что вместо одной можно будет принять три ванны. На ночь надо делать **припарки с хвощом**, днем на четыре часа делать **компресс** на область почек со **шведским горьким бальзамом** (о компрессах и припарках см. »Общие сведения«). Удивительное действие оказывает молоко с горцом птичьим, 3-4 чашки в день. На чашку берется 1 чайная ложка (с верхом) травы. Она заливается кипящим молоком, составу дают настояться полчаса. Все это следует пить в очень теплом виде.

Заболевания щитовидной железы

Применяются очень глубокие полоскания **подмаренником и просвирником**. С этими же свежими травами на ночь следует делать компрессы. Свежую траву надо промыть, превратить скалкой на доске в кашицу, положить на горло и завязать. Если вы пользуетесь сухими травами, то травы, оставшиеся от приготовления чая, надо подогреть (добавить немного воды), смешать с **ячменной мукой** (можно найти на мельницах или в магазинах диетических продуктов), превратив в кашицу, нанести на льняную тряпочку, положить на больную железу и тепло завязать. Днем надо на два часа сделать **припарку с хвощом** (при этом надо лежать в постели) и на четыре часа – **компресс со шведским горьким бальзамом** (о том и другом см. »Общие сведения»).

Кроме того, ежедневно в течение дня нужно пить глотками от 1,5 до 2 литров чая из **календулы, тысячелистника** и **крапивы**, взятых поровну (на четверть литра воды 1 ч. л. с верхом смеси трав). От общего количества чая (от всей дневной нормы) надо отлить три раза по полчашки, добавить в каждую по одной чайной ложке **шведского горького бальзама** и пить эти полчашки, разделив так, чтобы выпить (поровну) часть за полчаса до еды и полчаса после каждой еды.

Заболевания языка

Необходимо измельчить свежесорванный **подмаренник**, залить кипятком и дать немного настояться. В день нужно выпить 6-8 чашек, на чашку взять 1 ч. л. (с верхом) подмаренника. Целый день нужно делать глубокие полоскания (насколько глубоко это получается), при этом чай обязательно выплевывается. Между полосканиями один-другой глоточек нужно выпивать. Припухлость проходит довольно быстро, боли же ослабевают на четвертый или на пятый день. В большинстве случаев облучения уже больше не нужны. Благодаря полосканиям и приему чая из подмаренника внутрь самочувствие пациента улучшается, жалобы исчезают за удивительно короткое время.

Заболевания яичек

К сожалению, это тяжелое заболевание все чаще начинает встречаться не только у взрослых мужчин, но и у совсем молодых людей школьного и юношеского возраста. Не исключено, что сегодняшняя мода носить слишком узкие брюки вносит свою лепту в эту граничащую с катастрофой общую картину заболевания. Иногда через несколько недель после операции вдруг начинаются в других местах боли, сопровождающиеся отеком. Потому лечение должно начинаться немедленно и именно там, откуда начиналась болезнь, а именно, с области яичек. Лечение такое же, как и при »злокачественных заболеваниях лимфатических желез« (см. с. 125).

Лейкемия

Чайная смесь при лейкемии

20 г полыни	25 г тысячелистника	30 г чистотела	15 г корня одуванчика
20 г вероники	30 г крапивы	15 г зверобоя	25 г таволжника
25 г подмаренника	30 г календулы	30 г бузины	

Этой смеси надо взять 1 ч. л. (с верхом) на ¼ л. воды. В течение дня нужно пить по глоточку как минимум два литра такого чая. Очень важно иметь свежие травы (не сушеные!), по крайней мере, хотя бы некоторые из них. Так как причиной заболевания лейкемией чаще всего бывает **селезенка**, нужно принимать еще шесть глотков **чая из корня аира**. 1 ч. л. (без верха) корня аира замачивается на ночь в ¼ л. холодной воды, утром подогревается и процеживается. Пьют этот чай по одному глотку перед каждой едой и после каждой еды. Кроме того, нужно взять три чайных ложки **шведского горького бальзама** (можно и три столовых ложки) и разбавить в трех чашках чая из трав. Это количество надо распределить так, чтобы выпивать по полчашки за полчаса перед каждой едой и по полчашки после каждой еды. **Компрессы** со **шведским горьким бальзамом** продолжительностью четыре часа рекомендуется ставить **на область печени и селезенки**; а также **припарки с хвощом полевым** (о том и другом см. »Компрессы« и »Припарки« в разделе »Общие сведения«). Следует избегать всех видов кислого (апельсины, лимоны, грейпфруты, различные виды фруктовых соков и кислых свежих фруктов), а также соленых, приправленных специями блюд, колбас и жирных сортов мяса. Яблочный компот можно употреблять в любых количествах.

В начале ноября 1978 года ко мне пришли убитые горем родители с шестилетним мальчиком: у Петера Н. из ФРГ была последняя стадия лейкемии. Началось все в мае1978 года с температуры и болей в ногах. Так как состояние не улучшалось, Петера положили на 11 недель в больницу в Мангейме. Его состояние ненамного улучшилось после того, как его выписали. Когда я его увидела в первый раз, у него совсем уже не было волос, он был очень бледный, усталый, аппетит отсутствовал. Под глазами у него были большие темные круги, по его виду сразу можно было сказать, что ребенок тяжело болен. После первой же **ванны с чабрецом** ребенок ожил (см. »Чабрец«, раздел »Способы применения«). Эту ванну родители сделали ему по моему совету сразу же. (Вода после ванны, если ее вылить обратно в отцеженную травку, может быть использована (подогрета) еще два раза.) Потом он пил чай из трав, рецепт которого приведен выше. Этот совсем маленький ребенок каждые четверть часа (строго по часам) пил по глотку чая. И в еде он придерживался прописанной ему диеты. В конце ноября 1978 года родители поехали с ним в мангеймскую больницу, чтобы сделать анализы крови. Для профессора результаты анализа оказались сюрпризом, даже загадкой. В середине декабря у ребенка отросли волосы, и он еще раз ездил с родителями на обследование. Им было сказано: »Кровь лучше нормы». Врачи не знали, чем объяснить этот невероятный и непонятный факт. В апреле 1979 года Петер приехал на мой доклад в Химгаухалле в Траунштайне (Верхняя Бавария) со своими родителями, будучи уже абсолютно здоровым ребенком. Присутствовали около 1800 человек. Зал был заполнен аплодисментами, когда я представила публике Петера и рассказала его историю. В конце октября 1978 года его родители были с ним на моем докладе в Янхалле в Пфорцхайме, там присутствовало 2200 человек. Здесь я тоже показала публике абсолютно здорового ребенка. Петер написал мне к Рождеству 1979 года, что он все еще регулярно пьет чай из трав, его мама делает ему **теплые обертывания со шведским горьким бальзамом на область селезенки и на шею**, она еще продолжает растирать его и **майорановым маслом** (у него были вовлечены в процесс и железки на шее). Он нарисовал для меня на листе бумаги календулу, крапиву и тысячелистник цветными карандашами и подписал: »Мои спасители!« Я считаю, что это просто удивительно. Родители продолжают возить его периодически на анализы крови, хотя Петер стал совершенно здоровым мальчиком.

И, тем не менее, я считаю, что находиться под наблюдением врачей чрезвычайно важно! Это охраняет человека, болевшего однажды неизлечимой болезнью, от возможных рецидивов.

Опухоли

Пастор Кнайпп указывает в своих работах на то, что хвощ полевой останавливает развитие опухолей, как доброкачественных, так и злокачественных, и постепенно рассасывает их. Я убедилась в этом сама. Почему так мало обращают внимания на работы Кнайппа? Скольким безнадежным больным был бы дан шанс на выживание и сколько страданий избежали бы их родственники и близкие!

Мои наблюдения свидетельствуют о том, что **припарки с хвощом** помогают лучше всего при любых опухолях. Нужно взять две полных горсти **хвоща**, положить траву в ситечко и поместить над кастрюлей с кипящей водой (можно использовать пароварку для картофеля и овощей). Распаренный и ставший мягким теплый хвощ следует поместить между двумя слоями льняной ткани и положить на **опухоль, нарыв, язвочку, кисту, аденому, меланому, папиллому** или **гематому.** При тяжелых заболеваниях день начинают с аппликации еще в постели и оставляют траву на два часа на больном месте. Во второй половине дня аппликацию повторяют тоже на два часа и также в постели, а на ночь – еще раз. Это припарка, и поэтому необходимо тепло! Одна и та же порция хвоща может использоваться 3-4 раза. В полдень на четыре часа делают **компресс со шведским горьким бальзамом.** Больное место предварительно смазывается **свиным жиром или мазью из календулы,** затем накладывается вата, увлажненная **шведским горьким бальзамом**, после этого – сухая вата для сохранения тепла. Потом все это сверху накрывается искусственной пленкой или фольгой и завязывается платком. С таким компрессом больной может ходить по дому или сидеть. После компресса кожу необходимо припудрить, чтобы не было раздражения,

При наружных опухолях, нарывах или язвах накладывают **кашицу из свежего подорожника (ланцетовидного или большого)** или **из борщевика обыкновенного** (см. »Злокачественные заболевания лимфатических желез«). Если это делать регулярно и без перерывов, то уже на пятый день заметно улучшение, а после 10-14 дней лечения вы получите наилучшие результаты. Свежий **сок кислицы** (листья надо промыть и еще влажными пропустить через соковыжималку) тоже дает хорошие результаты.

Внутрь надо принимать утром за полчаса до завтрака и вечером за полчаса до ужина по чашке **чая из хвоща**, а днем пить 1,5-2 литра чая из смеси трав: 300 г **календулы**, 100 г **тысячелистника**, 100 г **крапивы** (все хорошо перемешать). В каждую чашку этого чая по возможности следует подмешивать шесть раз в день (с интервалом в час) 3-5 капель **сока кислицы**.

Одна женщина из Баварии пишет: »Я недавно писала Вам, что наш 48-летний сосед, отец четверых детей, у которого **опухоль в голове с проявлениями паралича**, был выписан из больницы, будучи тяжелобольным и без всякой надежды на выздоровление. Одна половина его лица была полностью парализована, глаз закрылся. Врачи сказали, что этот глаз он уже никогда не сможет открыть. Можете ли Вы себе представить, как мы все были приятно поражены, когда через несколько дней после того, как мы начали по Вашему совету применять травы из »Аптеки, которую нам даровал Бог«, его глаз открылся, и ему стало лучше. Когда врач посетил его на дому, увидев его открывшийся глаз и улучшившееся общее состояние, он вынужден был сесть на стул от удивления. Он сказал, что такого еще никогда не бывало!«

Господин Иоахим М. из Б. (Альгау) писал 25 июня 1979 года в редакцию одной немецкой газеты: »В ответ на нападки в немецкой прессе на фрау Марию Трэбэн и ее брошюру »Здоровье из аптеки, дарованной нам Богом«, я хотел бы рассказать Вам о случае с моим ребенком. Даниэла родилась 4 августа 1973 года, мы берегли ее, как только могли, проделывали все профилактические обследования, даже при малейших проявлениях болезни мы сейчас же показывали ее врачу. И вот, несмотря на все это, ни один врач не распознал вовремя смертельную угрозу нашему ребенку. Ее обнаружили, когда было уже поздно – только в августе 1978 года. До этой поры наш ребенок был очень живой, подвижный. Но вот с каждым днем ребенок стал угасать, девочка становилась все более безучастной и все время жаловалась на усталость. После многочисленных консультаций с врачами, в результате которых диагноз так и не был поставлен, мы положили нашу дочку в детскую клинику под Аугсбургом.

После продолжительных обследований, с которыми ребенок физически едва справлялся, нам сообщили, что наш ребенок **неизлечимо болен – опухоль,** которую сегодняшними средствами медицина победить не может. Шансов на выздоровление было от 2 до 5 процентов. Так сказали нам, чтобы не отнять у нас последнюю надежду. Потом девочку облучали, кололи кортизоном, чтобы уменьшить опухоль до размеров, когда она станет операбельной.

В начале сентября 1978 года было предпринято оперативное вмешательство, которое было прекращено на начальном этапе, так как наш ребенок, несмотря на все переливания, продолжал терять кровь. Опухоль распространилась по всему животу, важнейшие органы, такие, как печень, желчный пузырь, селезенка и почки, были полностью поражены ею, и аорта тоже, и даже артерии, идущие от нее к ногам, были перекрыты. Вот почему наш ребенок не мог больше бегать. Вот тут-то и начались настоящие страдания ребенка. Облучения и уколы кортизоном. Вы представить себе не можете, что это означало для родителей! В общей сложности мы провели 7 недель в Аугсбурге, сидя каждый день у постели нашего ребенка, да еще нужно было в ее присутствии смеяться и все время делать вид, что тебе весело. Одно это поглощало все душевные силы. При этом мы все время видели, как наш ребенок таял на глазах и тихо угасал. Из-за облучений и инъекций кортизона она почти ничего не могла есть. Через неделю после операции у нее началась желтуха, которая прогрессировала. Сначала врачи думали, что это следствие переливания крови.

После дальнейших многочасовых обследований было установлено, что эта опухоль **препятствует оттоку желчи**, и предложили еще одну операцию, чтобы обеспечить искусственный ее отток. На мой вопрос, обязательна ли эта операция, ответили вопросом, хочу ли я, чтобы мой ребенок умер оттого, что **отказала печень.** Это была бы операция, которую мой ребенок, очень вероятно, и не вынес бы. Но случилось так, что в это время операционную переоборудовали. Лечащий врач полагал, что, хотя операция срочно необходима, все же 10 дней можно было подождать. За это время переоборудование должно было быть закончено и должны были быть созданы оптимальные условия, необходимые для девочки.

По моему настоянию мы смогли взять ребенка домой, так как все равно пока дальше ничего делать было нельзя. Это было в конце сентября 1978 года. А мне этого только и надо было. Через одного знакомого я в это время услышал о Марии Трэбэн, которой я тогда и позвонил. По телефону она посоветовала мне воспользоваться травами и указаниями в книге »Здоровье из аптеки, дарованной нам Богом«, в разделе »Злокачественные опухоли«. В нашем бедственном положении у нас не было никакого выхода, и мы подумали, что хуже уже быть все равно не может, может быть только лучше. Как мы потом узнали, нашему ребенку осталось жить только до Рождества. Фрау Трэбэн сказала нам по телефону, что улучшение должно наступить уже через 5 дней. Свершилось великое чудо.

На пятую ночь наша девочка заплакала, хотя перед этим она могла только кричать от боли. Мы стали вдруг самыми счастливыми людьми на свете. Что произошло? Кровь, которая не могла пройти к сосудам в ногах (они были пережаты), вдруг стала поступать туда. И создавалось такое впечатление, будто до этого она просто »отсидела« ноги. Мы получили подтверждение того, что травы начали делать свое дело. Уже перед самой операцией мы заметили, что **желтуха начинает проходить**, поэтому мы отказались от операции. После уколов у ребенка поредели волосы. Перед самым Рождеством мы были на обследовании в Аугсбурге, причем профессор – светило в этой области – **не смог обнаружить никакой опухоли.** На рентгеновских снимках были видны только обызвествленные участки, что дало нам надежду. Все произошло примерно за 9 недель. У нашего ребенка дела до сего дня идут хорошо, и благодаря советам фрау Марии Трэбэн мы сумели пока продлить жизнь ребенка на полгода дольше, чем ей отвели врачи.

Я хотел бы подчеркнуть, что помощь фрау Трэбэн была самоотверженной. Тем более меня удивляют нападки немецкой прессы на фрау Марию Трэбэн. Именно поэтому я описал вам наш случай. Чтобы рассказать вообще все, мне нужно написать целый роман. Я еще раз хотел бы выразить свою благодарность фрау Трэбэн за ее самоотверженную помощь. Для моей семьи то, что произошло – это настоящее чудо«.

Все вышесказанное было таким многообещающим, что можно было надеяться на лучшее. **Опухоль**, которая захватила **все жизненно важные органы** и угрожала жизни маленькой Даниэлы, **исчезла**. И все-таки ребенок умер более чем через полгода. К сожалению, я узнала об этом не от родителей, а от одного газетного репортера, который сделал это весьма цинично, присоединившись к той мышиной возне, поднятой против меня немецкими газетами.

Как же это случилось, что после перелома в ходе этой смертельной болезни маленькой Даниэлы все-таки наступил неожиданный конец?

Отец написал мне где-то через полгода, что у ребенка вдруг поднялась температура, он сказал, что после обследования с хорошими результатами они перестали давать ребенку травы, »так как нельзя заставить такого маленького ребенка пить чай из трав«. Действительно, заставить трудно. Но если бы родители хорошенько поразмыслили, они нашли бы способ это сделать. Болезнь была смертельной, врачи помочь не могли. Только травы из аптеки, дарованной нам Богом, смогли помочь. Они наверняка и дальше помогли бы. Прочитайте, пожалуйста, в разделе »Лейкемия« то, что рассказано о Петере В.

Цирроз и другие заболевания печени

Пить по одной чашке **чая из плауна** утром натощак и вечером за полчаса до еды, то это помогает не только при циррозе печени, но и при злокачественных заболеваниях печени. Одышка, которая наступает при обоих заболеваниях, сразу проходит. На ¼ л. воды надо взять 1 ч. л. (без верха) травы. Параллельно выпивают шесть глотков **чая из корня аира** (см. раздел »Аир«) и две-три чашки **чая из крапивы. Компрессы** на область печени со **шведским горьким бальзамом** надо держать по четыре часа в течение дня, кроме того, нужно делать двухчасовые **припарки с хвощом** (о том и другом см. »Общие сведения«). Припарки с хвощом, если возможно, делать утром и вечером в постели, можно оставлять на всю ночь (тоже на область печени).

Все компрессы и припарки нужно обвязывать чем-то теплым, чтобы не возникало охлаждения при испарении!

Важное указание
Указанное **большое количество чая** при неизлечимых заболеваниях следует обязательно выпивать. С этим количеством, которое пациенту кажется большим, вполне можно справиться, если пить каждые 15-20 минут по глоточку. Прежде чем следующий глоток поступит в желудок, предыдущий уже оказывается усвоенным. Если пропал аппетит, после принятия чая он восстановится довольно быстро. Очень важными я считаю **полные ванны с чабрецом** для ослабленных больных, особенно если поднимается температура. Больной ощущает приятное оживление в теле, подчас даже перелом в ходе болезни иногда сопровождаются **водянкой.** В таком случае прекращают пить чай в указанном количестве (1,5- 2 литра), и начинают принимать 5-6 чашек **чая из хвоща,** по глоточку в течение всего дня. Как только на третий или четвертый день отечность пропадет, опять следует вернуться к большому количеству чая из трав. Если отечность вернется, опять надо попить хвощ. Важным условием при всех этих заболеваниях является **постоянный контроль врача. Только врач может точно знать состояние здоровья пациента в данный момент!**

Квашение

Я хочу поделиться с читателями советом, который я получила от фрау Айке Б. из Эркарта (ФРГ) 8 апреля 1980 года:

»Мы много раз пользовались Вашими добрыми советами, которые нам так помогли, так что мы другой раз делились ими и с соседями и могли и им помочь. Поэтому я сначала хочу Вас сердечно поблагодарить за то, что Вы все, что знаете, в самой доступной форме передаете дальше.

Сегодня я получила Вашу брошюру »Успехи лечения...« и прочитала там, что травы можно сохранить замораживанием. Однако при этом, например, меняется количество сахара в продуктах. Многие натуропаты запрещают раковым больным употреблять мороженые продукты. Мне тоже кажется, что замороженное не следует советовать, в том числе и травы. У меня другое предложение: травы заквашивать, как капусту и бобы, и мариновать, как свеклу, огурцы. О том, что это хорошо получается, я знаю, так как один знакомый это уже проделал с одуванчиком, крапивой и листьями сельдерея. Я хочу в этом году попробовать сделать такие квашения и маринования из доступных мне свежих трав. Вчера в нашем биологически чистом саду я набрала на банку каждой травы: медуницы, цветков одуванчика и корней одуванчика.

Это очень просто: нужны банки с крышками для консервирования с достаточно широким горлом, чтобы потом из них можно было брать ложкой травы; банки не должны быть слишком большими, так как после того, как Вы откроете банку, ее нельзя долго хранить (даже в холодильнике всего 3-4 недели). Траву, промытую и мелко порезанную, туго набивают в банку (как капусту для квашения). Затем надо положить в каждую банку 1 ч. л. молочной сыворотки или сока квашеной капусты, конечно, собственного изготовления и залить водой, так чтобы трава была полностью покрыта этой водой. Банку не следует заполнять этим составом до самого верха, нужно оставить около 2 см, сделать поправку на последующее брожение. Оставить в тепле на два дня, пока не забродит. Во избежание переливания забродившей массы банку следует поставить на подставку, а через два дня спустить в погреб. Брожение закончится через 5-6 недель. Так как кисломолочные продукты особенно рекомендуются раковым больным, такие заквашенные травы тоже должны хорошо помогать.«

Лекарственные травы - Иллюстрации

(в алфавитном порядке по латинским названиям)

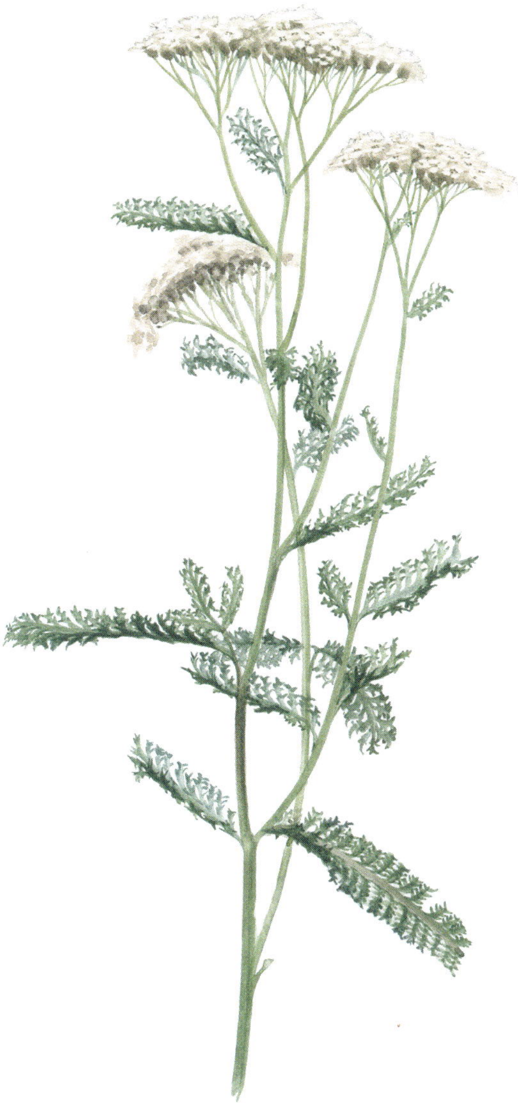

◀ **Тысячелистник**
Achillea millefollum

Аир ▶
Acorus calamus

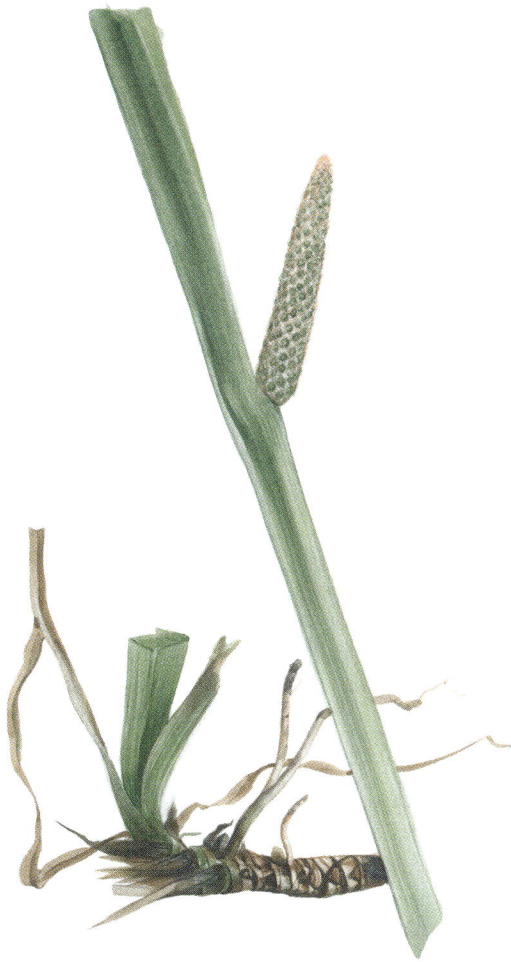

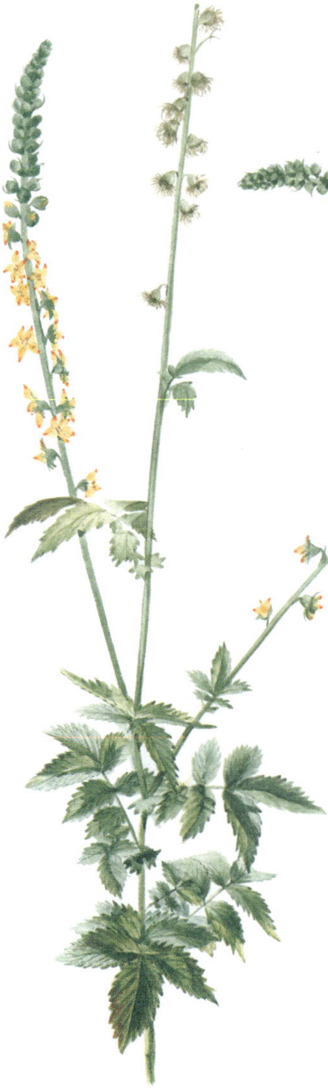

◄ **Репяшок**

Agrimonia eupatoria

Манжетка ►

Alchemilla vulgaris

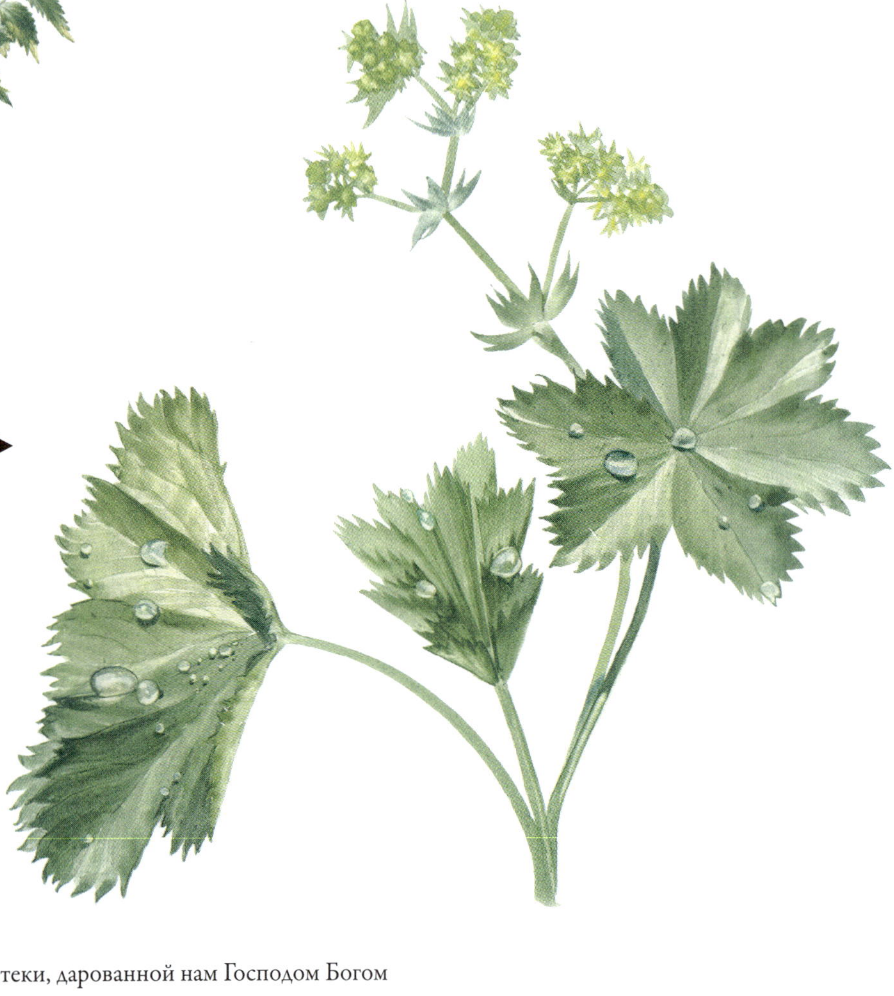

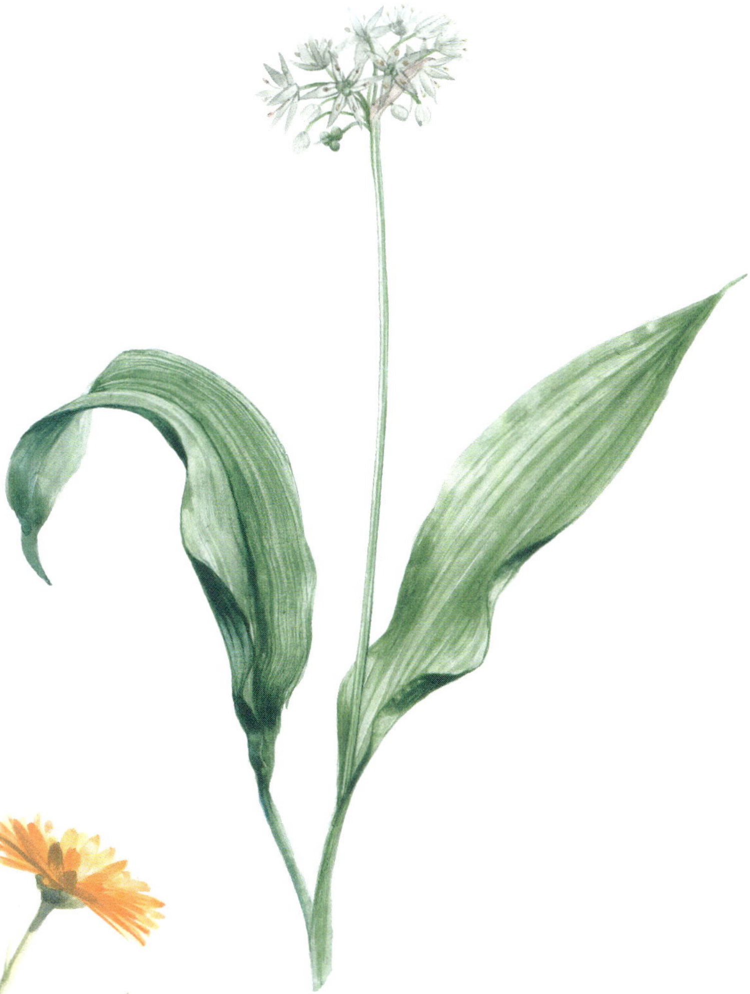

Черемша ►

Allium ursinum

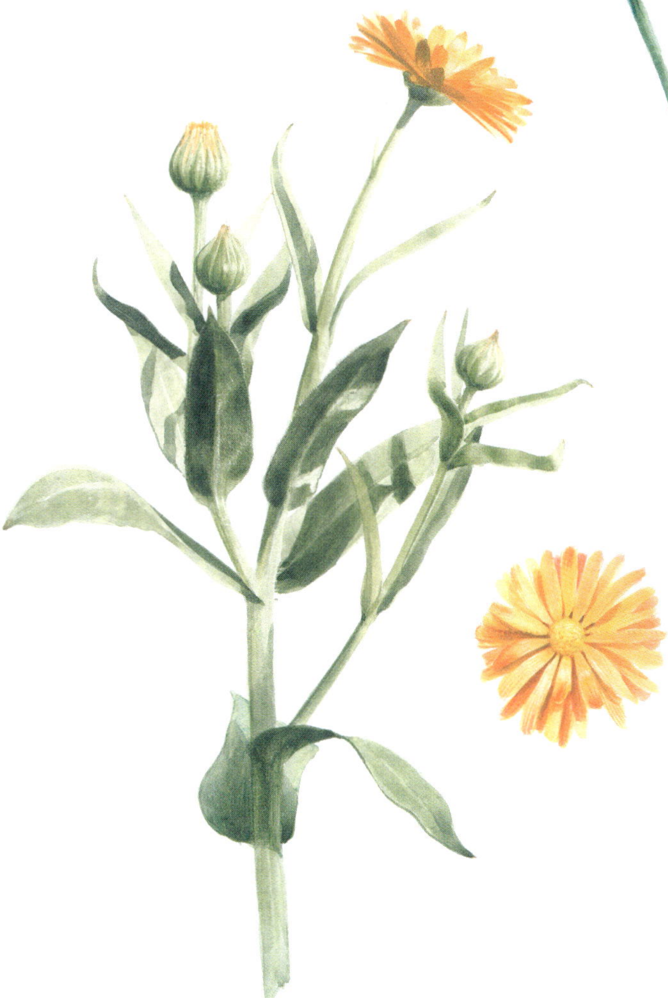

◄ Календула

Calendula officinalis

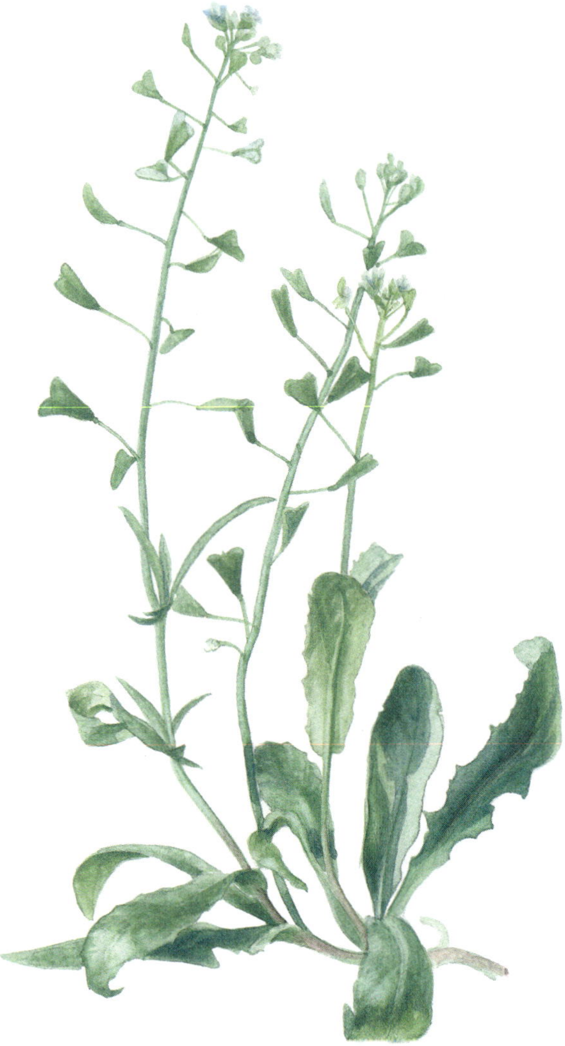

◀ **Пастушья сумка**

Capsella bursa-pastoris

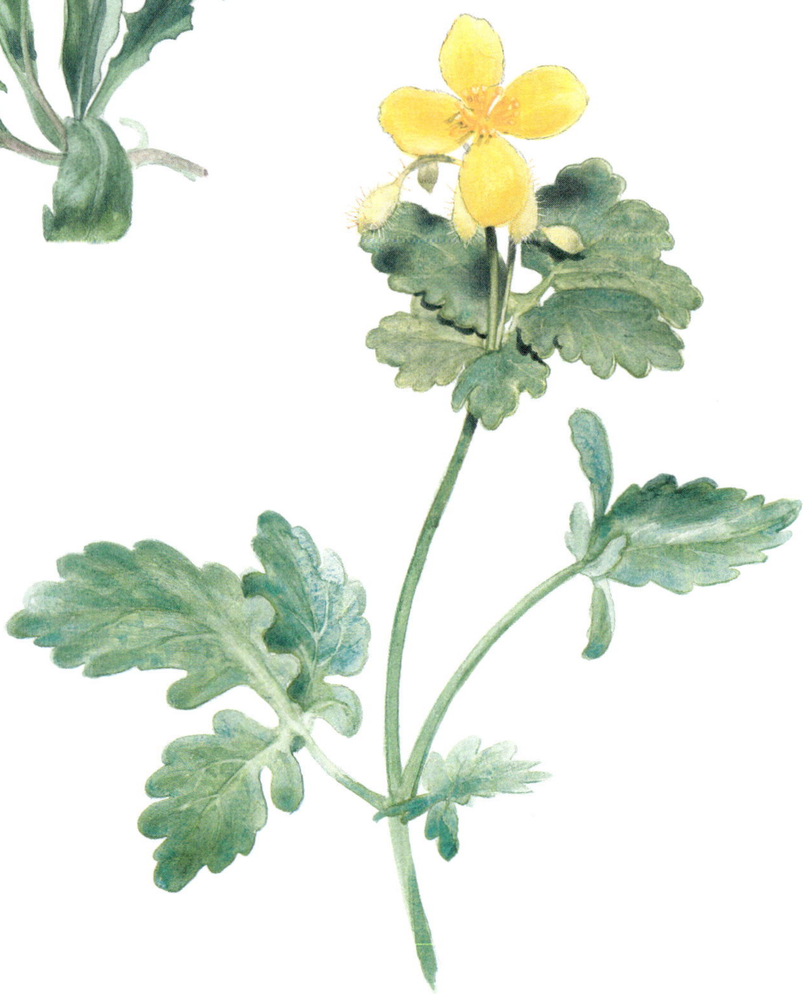

Чистотел ▶

Chelidonium majus

Кипрей мелкоцветковый ▶
Epilobium parviflorum

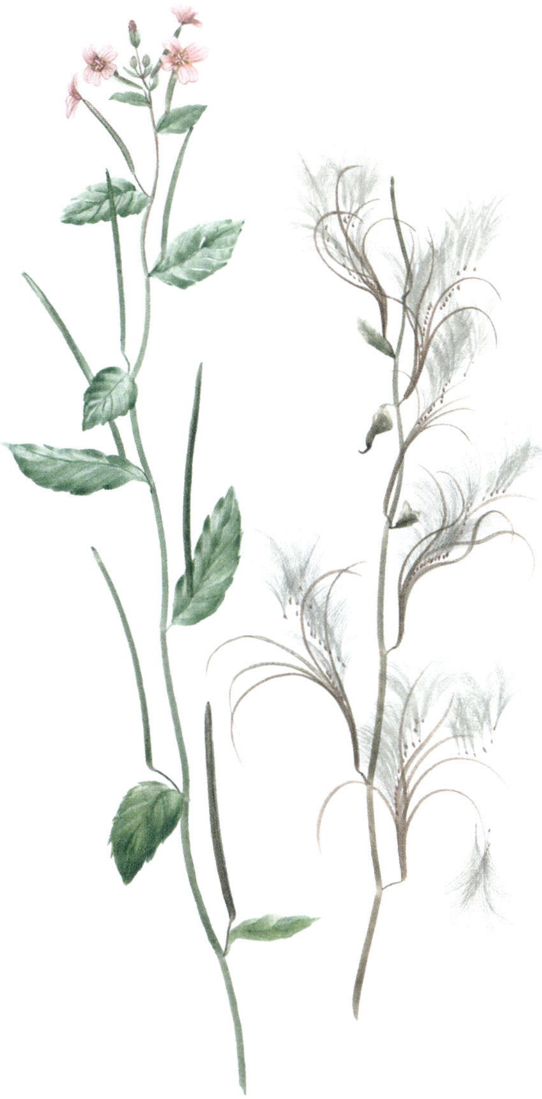

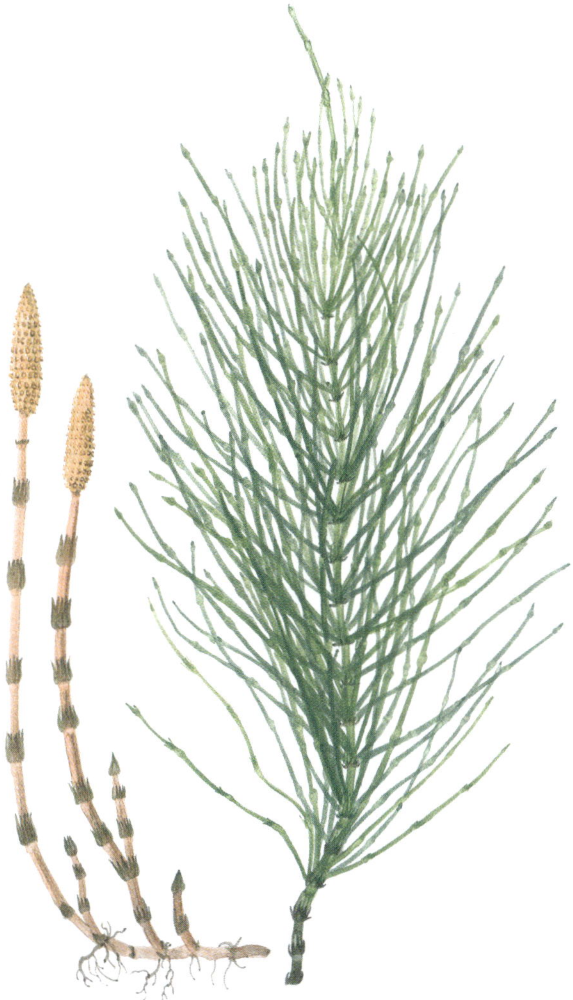

◀ **Хвощ полевой**
Equisetum arvense

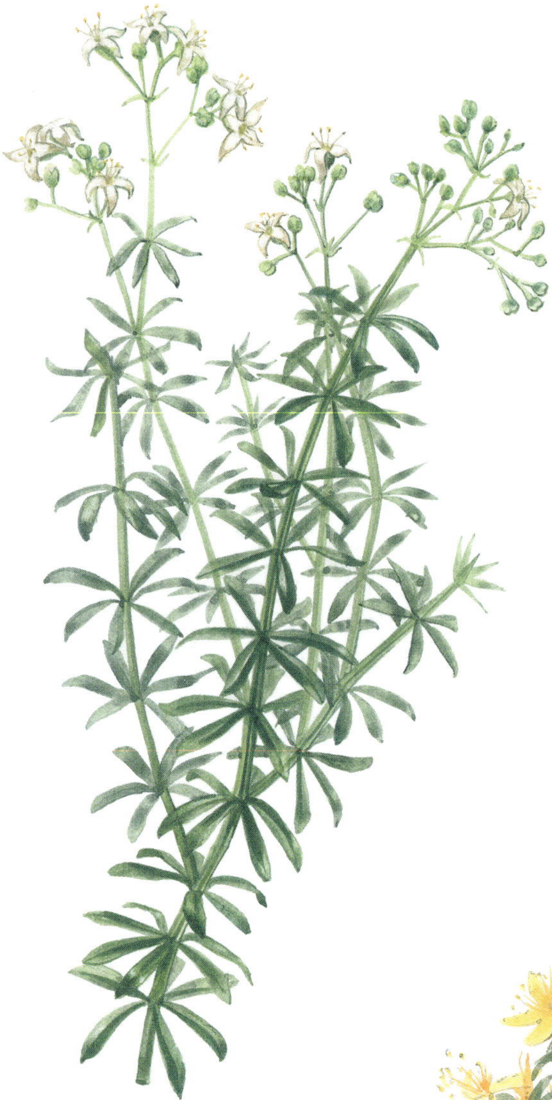

◄ Подмаренник

Galium verum

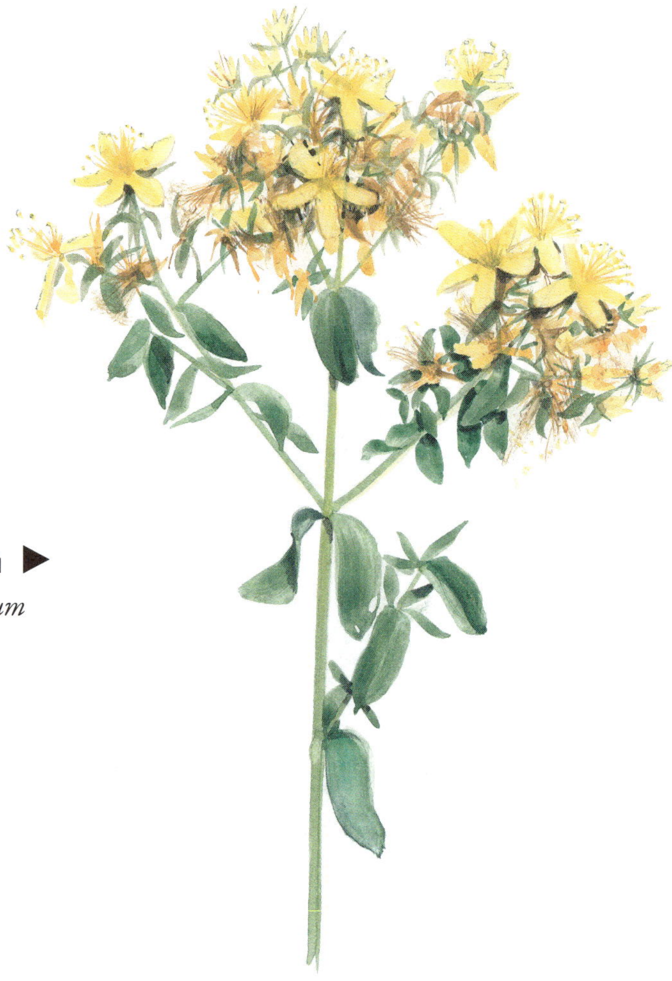

Зверобой ►

Hypericum perforatum

Орех грецкий ▶

Juglans regia

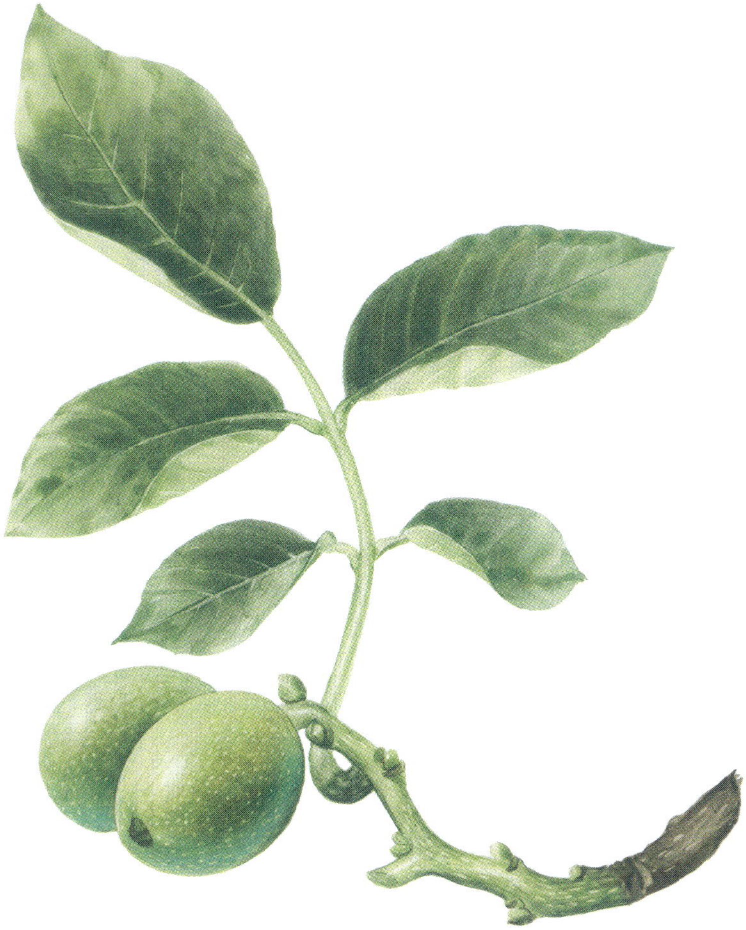

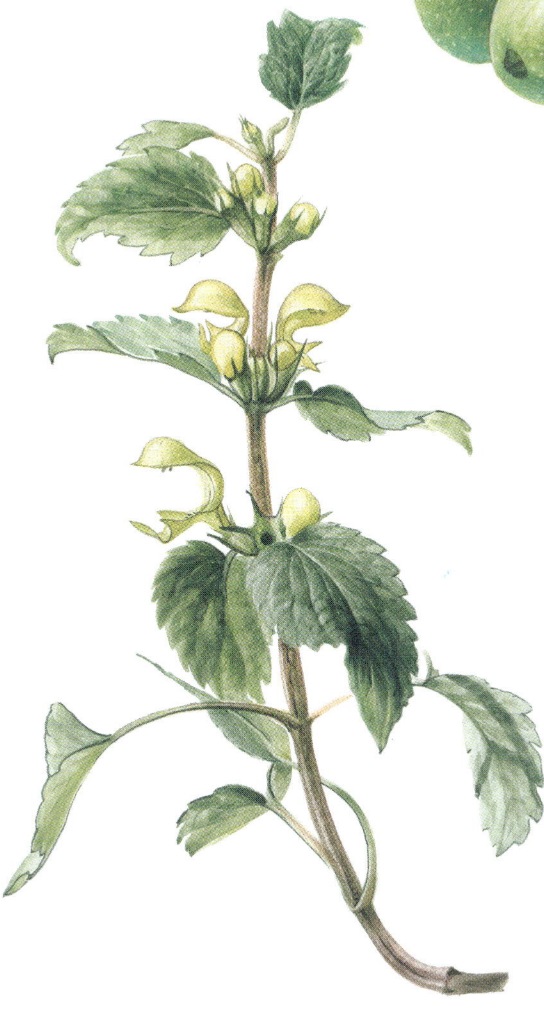

◀ Яснотка желтая

Lamium galeobdolon

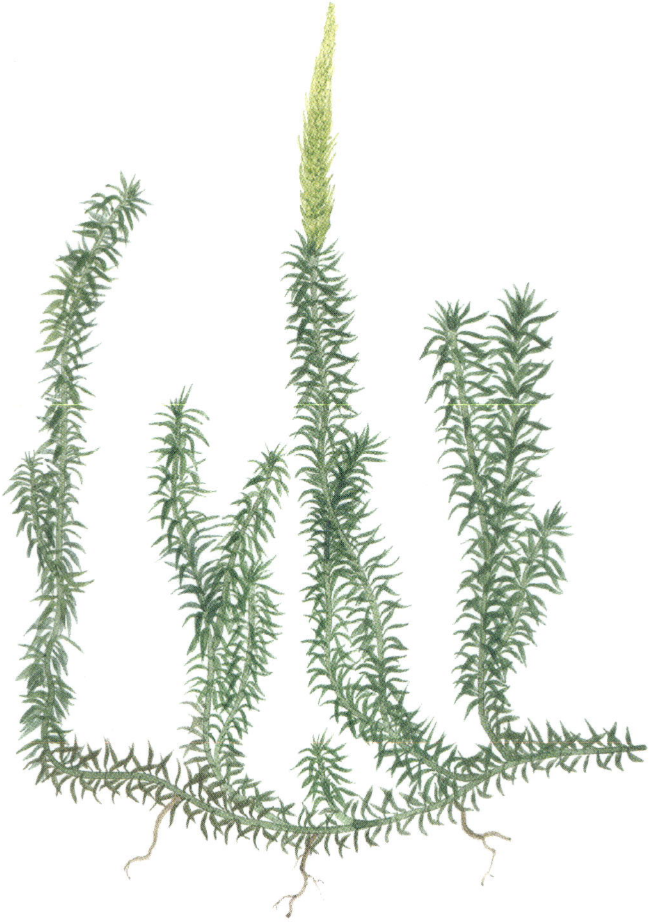

◄ **Плаун**
Lycopodium clavatum

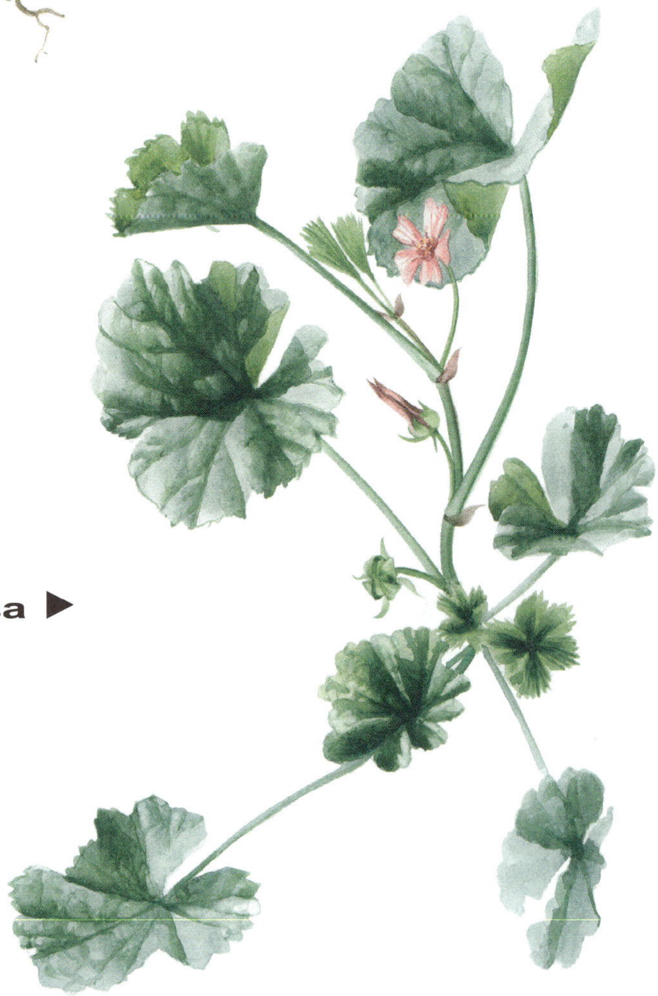

Просвирник, Мальва ►
Malva neglecta

Ромашка ▶

Matricaria chamomilla

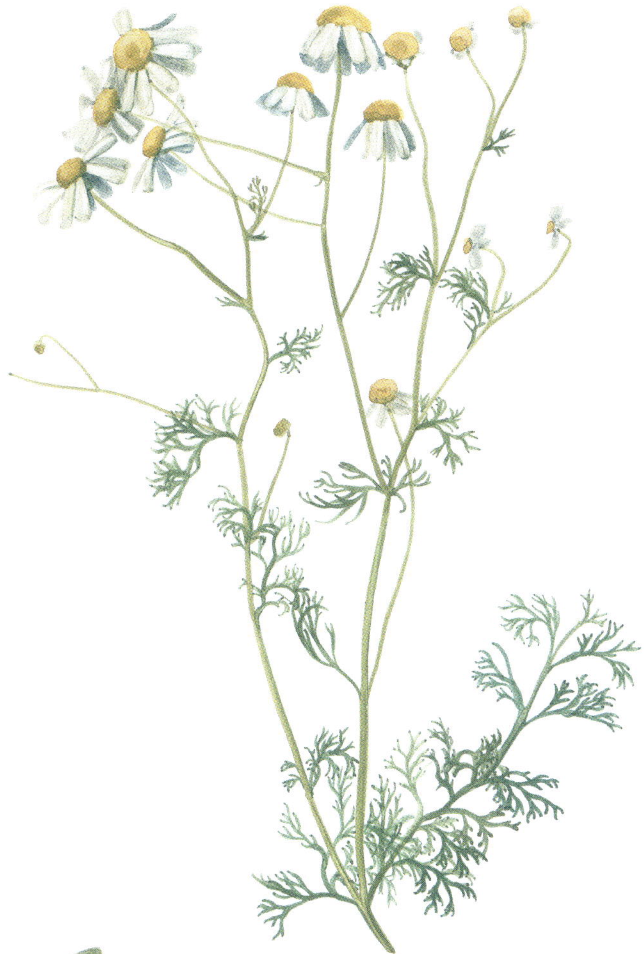

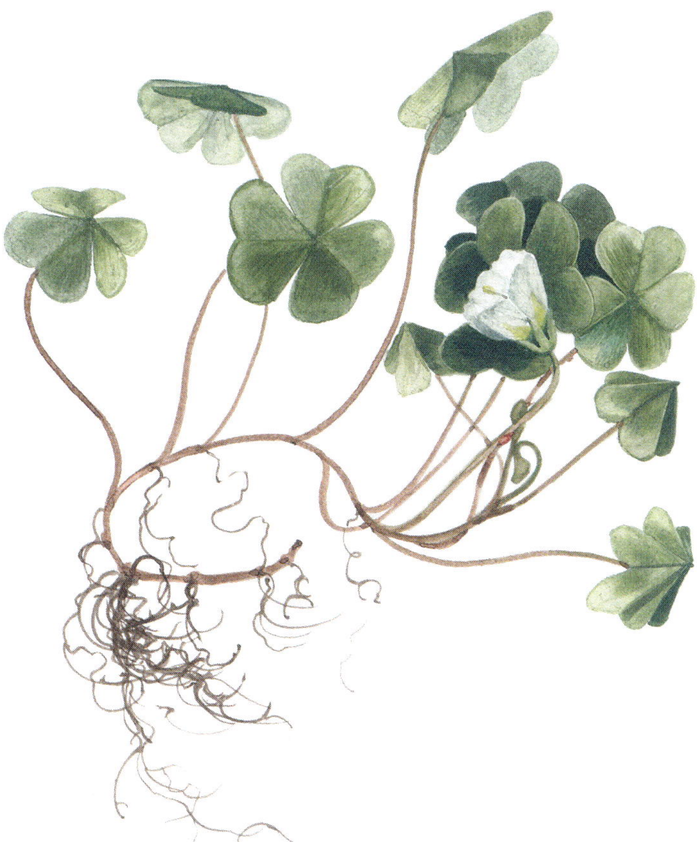

◀ Кислица

Oxalis acetosella

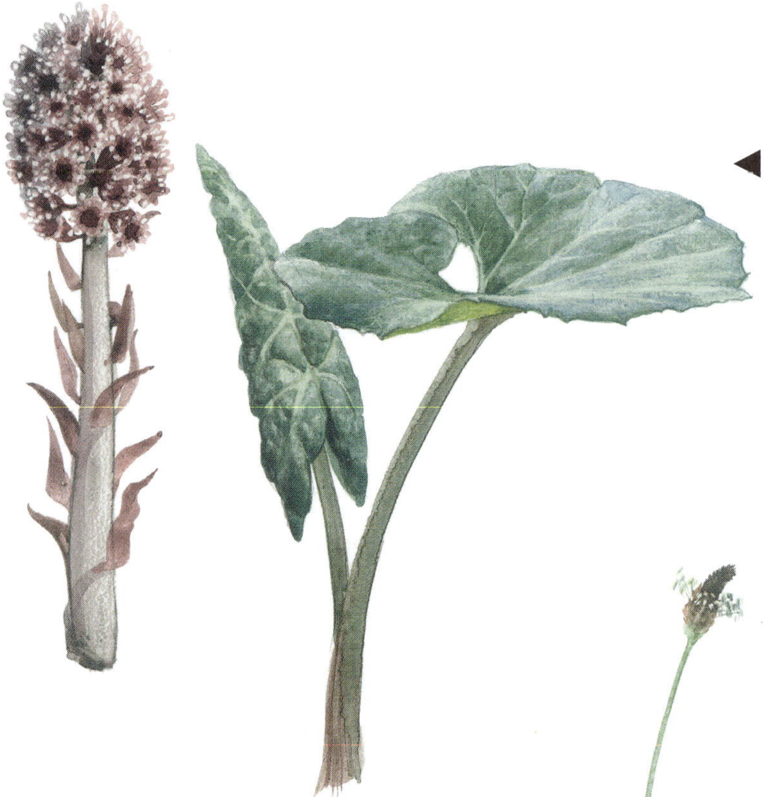

◄ **Белокопытник**

Petasites officinalis

▼ **Подорожник большой**

Plantago major

Подорожник ланцетовидный ►

Plantago lanceolata

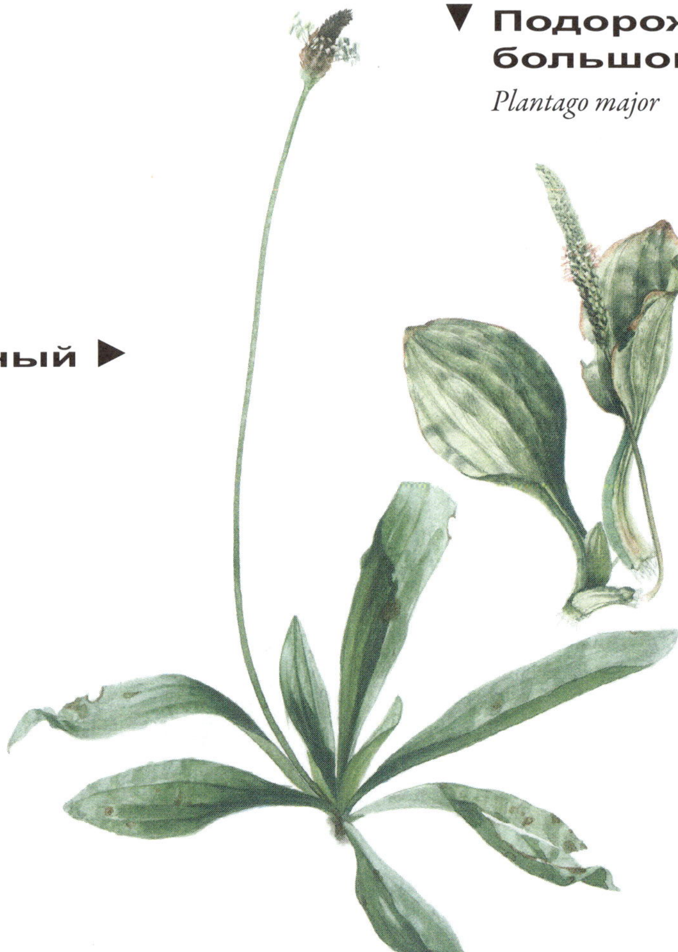

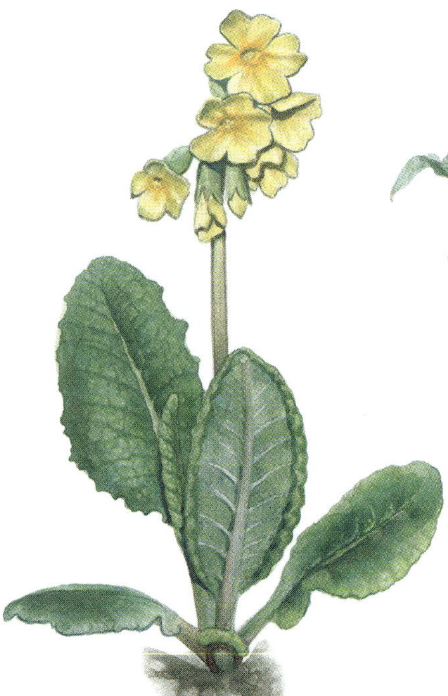

◄ **Примула**

Primula veris

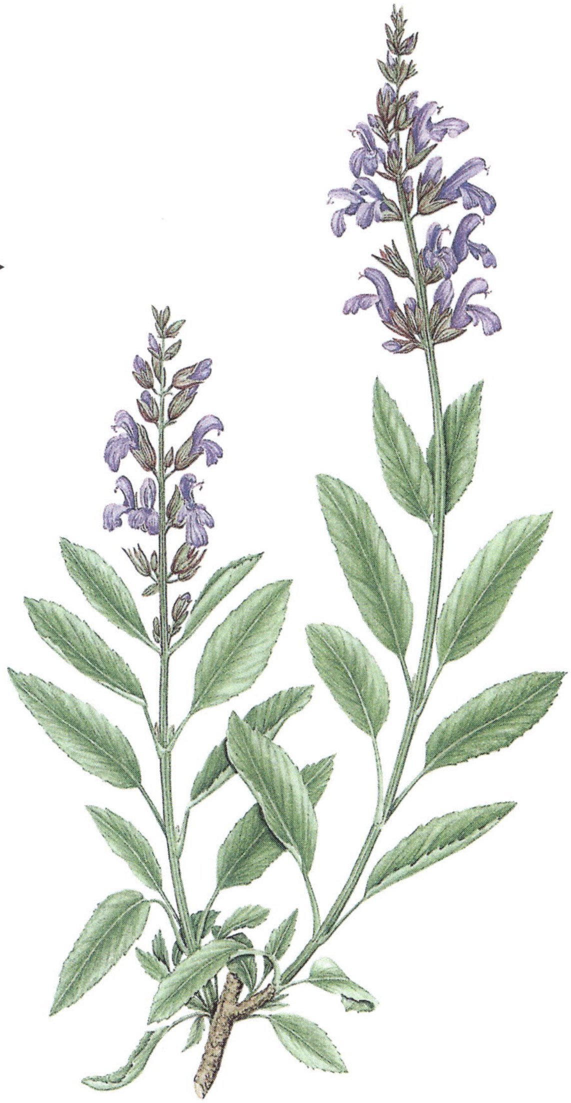

Шалфей ►

Salvia officinalis

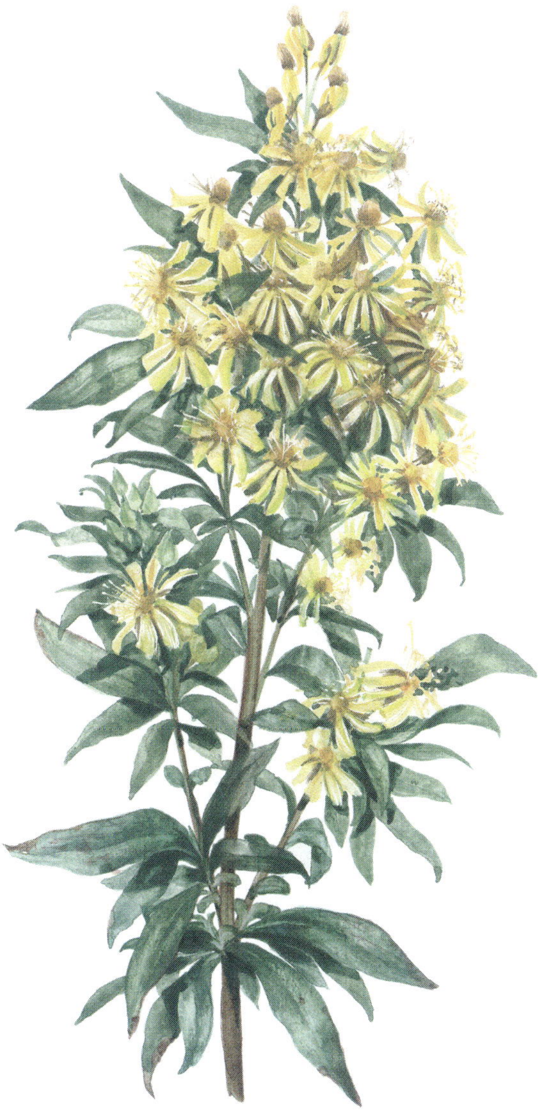

◄ Золотарник

Solidago virgaurea

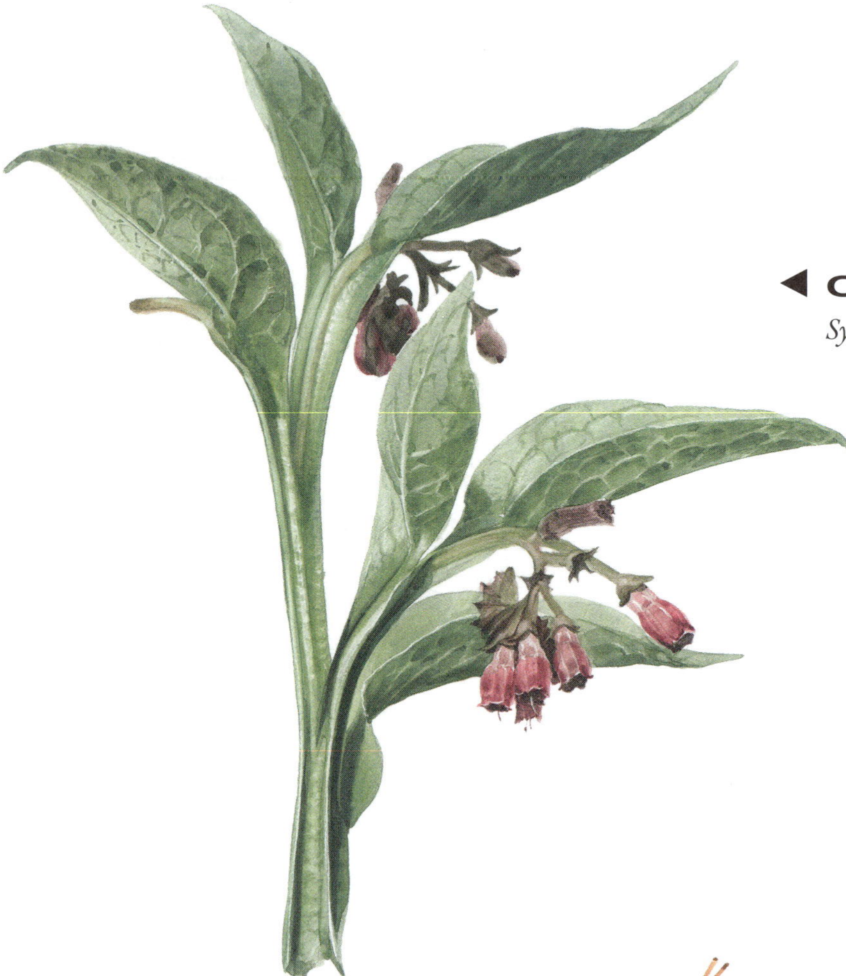

◀ **Окопник**
Symphytum officinale

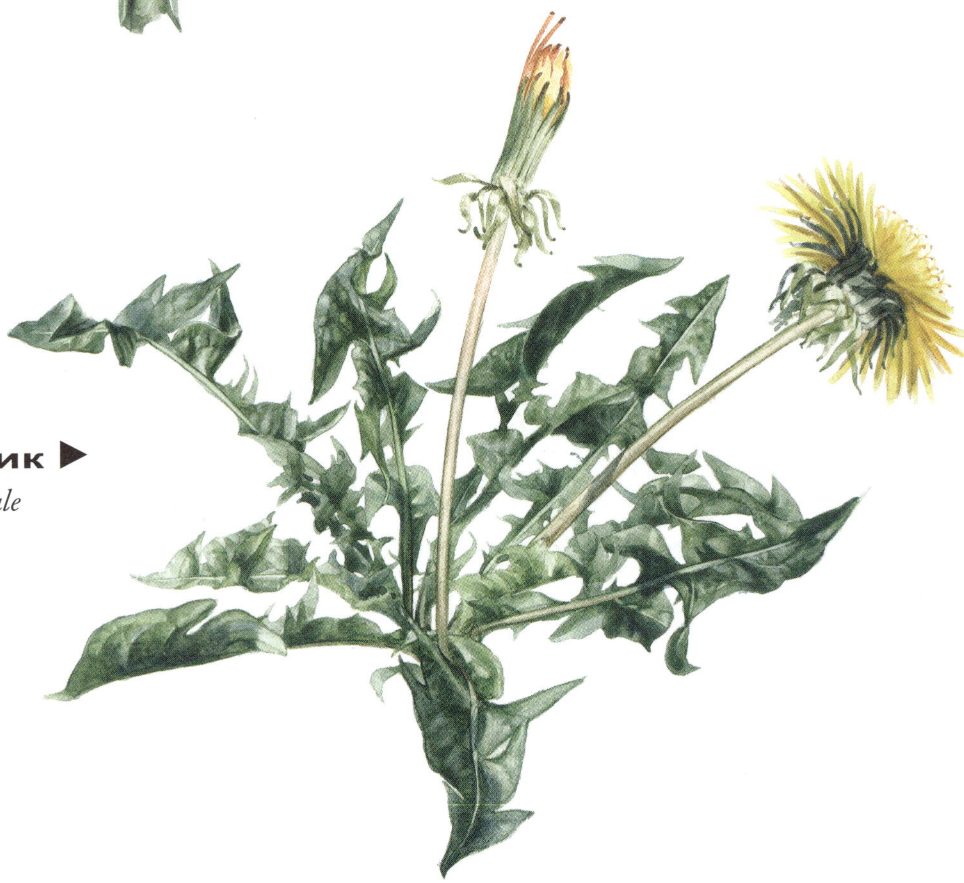

Одуванчик ▶
Taraxacum officinale

Чабрец полевой ▶
и песчаный
Thymus serpyllum

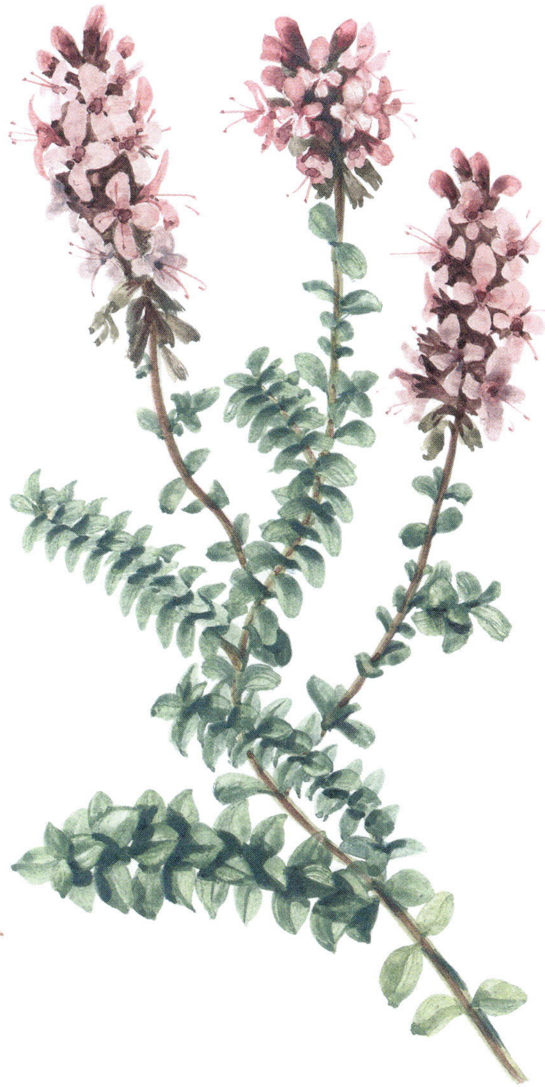

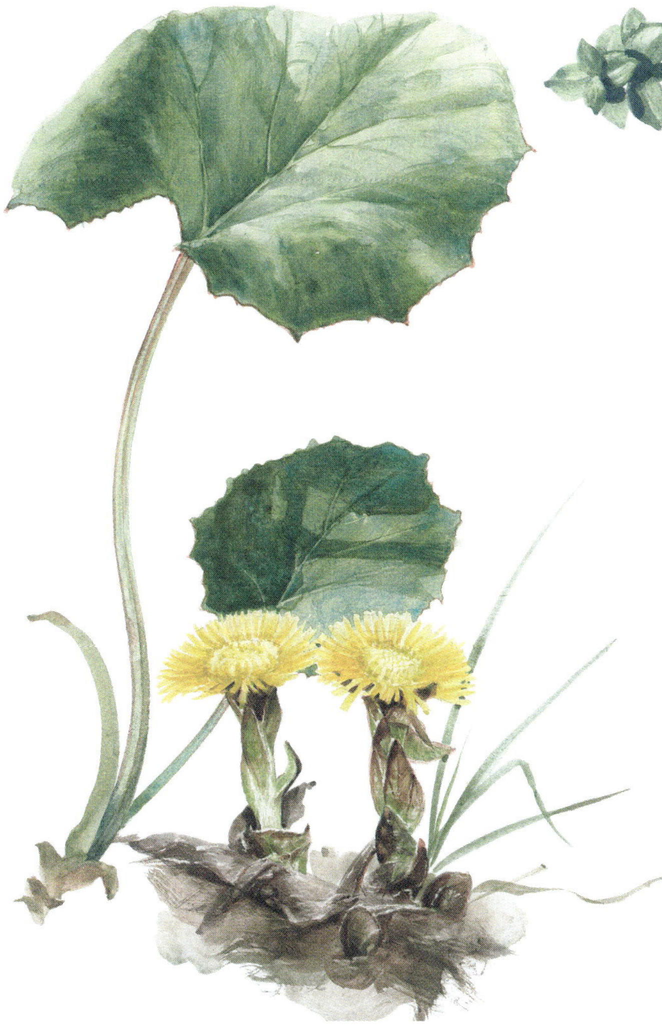

◀ Мать-и-мачеха
Tussilago farfara

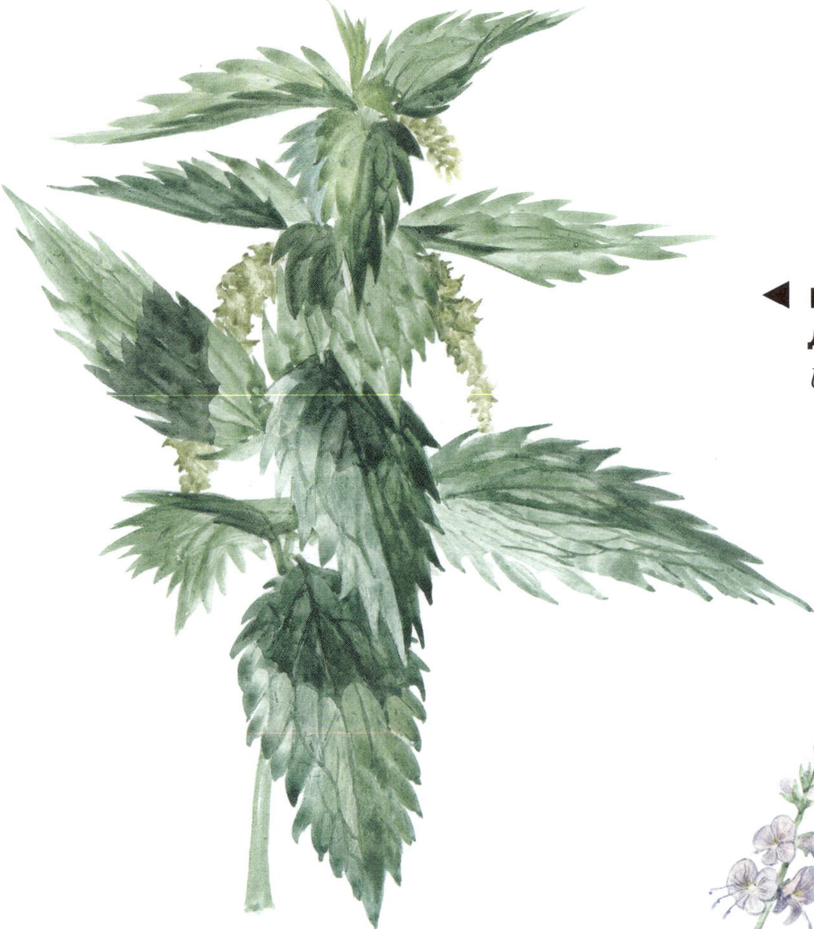

◀ **Крапива двудомная**
Urtica dioica

Вероника ▶
Veronica officinalis

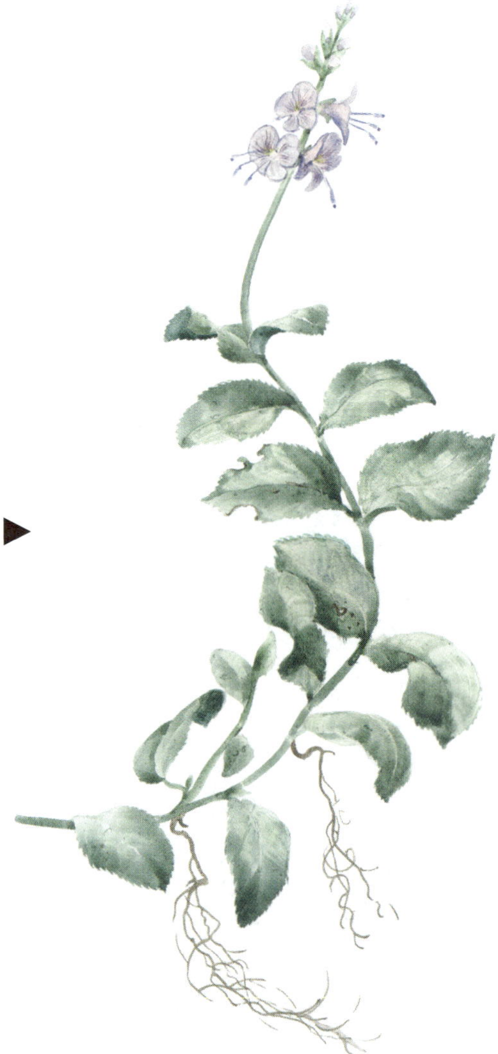

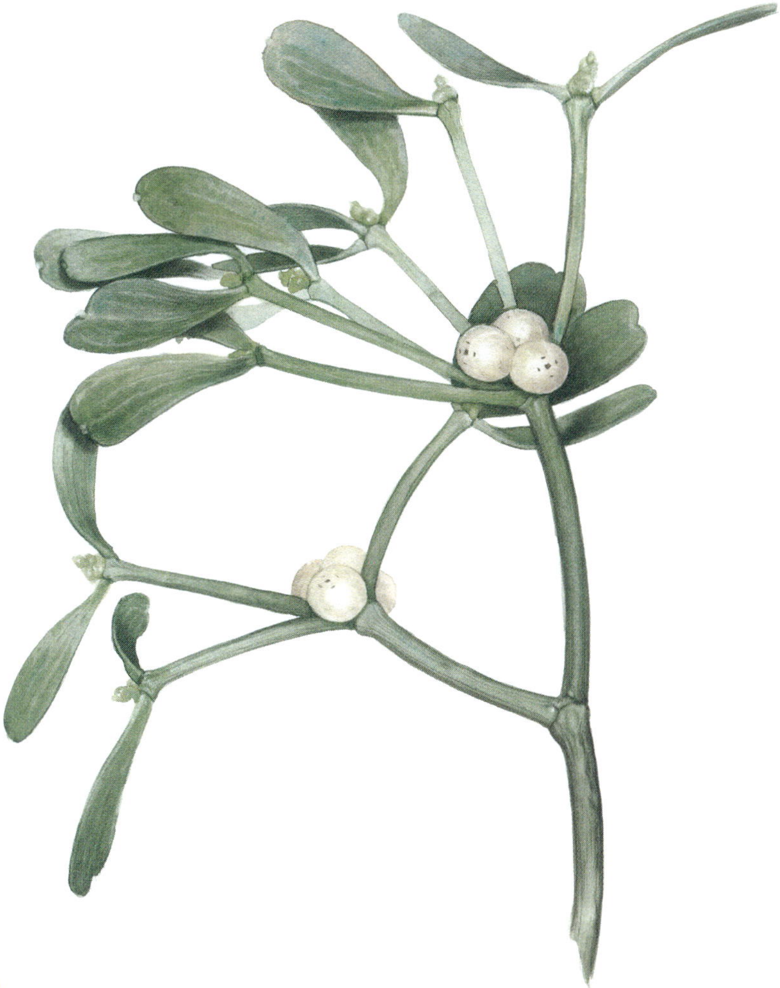

Омела ▶

Viscum album

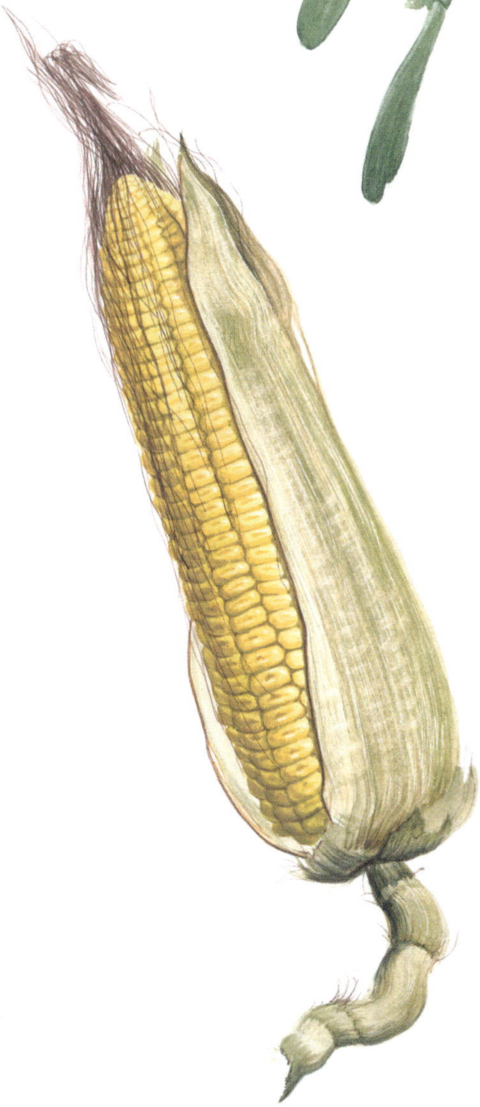

◀ Кукуруза

Zea Mays

УКАЗАТЕЛЬ ОСНОВНЫХ ТЕРМИНОВ

Аденома 129
Алкоголизм 74
Аллергия 8, 11, 31, 61, 94, 107, 116
Анемия 31
Ангина 64
Аппендикс 107, 112
Аппетит, отсутствие 8, 13, 15, 46, 68, 74, 81, 92, 93, 109, 111, 121, 122, 123, 128, 132
Артрит, артроз 97
Астма:
бронхиальная 37, 38, 56, 57, 74
сердечная 50, 89,118
Атрофия мышц 7, 36, 48, 74, 90, 98, 114
Афтозный стоматит 64
Бели 35, 46, 67, 71, 92
Белокровие 31, 53
Бесплодие 45
Бессонница 20, 59, 65, 76, 82,94
Бородавки 25,78, 88, 93, 99
Бронхит 37, 42,57, 71, 74
Бурсит 37, 71,87
Вены 38, 42, 62, 64, 82, 88
Вес 13, 14, 15, 34, 67, 89, 101, 123
Вирусные заболевания 24, 31, 53
Вода в перикарде и плевре 70, 82
Водянка 13, 24, 31, 34, 53, 60, 70, 76, 82, 91, 132
Волосы 31, 46, 65, 79, 105, 106, 112, 123, 128, 131
Волчанка 70
Воспаление:
вен 24, 38, 89
гениталий 35, 36
глаз 65, 91
горла 61, 91
гортани 62
десен 71
желез 25
желчного пузыря 61
желудочно-кишечного тракта 24, 68, 102
кожи на ногах 42
конъюнктивы 65
костного мозга 108
легких 74, 84
лицевого нерва 73
миндалин 61, 81, 100
мозговых оболочек 87
мочевыводящих путей 30, 34, 70, 82
нервов 20, 68
ногтевого ложа 70, 98
печени 39
почек 70, 82, 98
придатков 65
почек 29
мочевого пузыря 66, 69
рта и зева 64, 71, 81
сердечной мышцы 60
суставов 97
тройничного нерва 20
яичников 67
Вшивость 46
Вывих 16, 41
Выкидыш 35, 73, 98, 99
Гайморит 66
Гангрена 16, 36
Гастрит 61, 88
Гемангиома 24, 99
Гематурия 24
Геморрой 48,50, 65, 68, 70, 78, 88, 92
Гемофилия 100
Гепатит 39
Герпес зостер 108
Гинекологические заболевания 67, 104, 121
Гипертония 44, 45, 48, 51, 76
Гипотония 45
Глаза 63, 65, 66, 68, 78, 79, 87, 91, 102, 103, 113, 117, 130
Глаукома 102, 103
Глисты 25, 29, 76, 92, 99
Глухота 90
Головные боли 30, 32, 84
Головокружение 18, 91, 109
Горло 46, 61, 64, 122
Гортань 46, 54, 62, 121, 122
Грибок влагалища 24
Грибок ног 24, 25
Грипп 32, 38, 87
Грудная жаба 68
Грыжа паховая 35, 49
Давление 5, 44, 45, 48, 51, 70, 71, 76, 103
Десны 46, 71, 81, 111
Депрессия 20, 72, 74, 92
Деформации суставов 50, 85
Диабет, сахарный 36, 39, 46, 88, 114, 115, 116
Дрожание рук и ног 117
Дрожательный паралич 100
Дыхательные пути 31, 37, 56, 74, 84
Железы:
вся система 13, 20, 25, 39, 44, 57, 68, 81, 125
лимфатические 20, 53, 125, 126, 128, 129
молочные 45, 48, 126
поджелудочная 14, 30, 44, 53, 88, 107, 114, 115, 126
предстательная 27
щитовидная 53, 118, 127
Желтуха 18, 25, 29, 39, 46, 78, 83, 92, 106, 130, 131
Желтуха инфекционная 23, 25
Желудок 13, 14, 15, 17, 24, 29, 31, 33, 39, 42, 46, 47, 56, 61, 64, 68, 70, 71, 73, 74, 76, 81, 87, 88, 91, 100, 102, 107, 122
Желудочно-кишечный тракт 14, 24, 42, 61, 76
Желчные пути 39
Желчный пузырь 14, 31, 39, 57, 61, 71, 78, 86, 88, 91, 102, 130
Женские болезни 35, 36, 67, 81, 82, 126
Жировики 88
Заболевания:
гортани 46, 54, 62, 121, 122
желудка 13, 14, 15, 24, 29, 31, 33, 39, 42, 46, 47, 56, 61, 64, 68, 70, 71, 73, 74, 76, 81, 87, 88, 91, 100, 102, 107, 122
костей 25, 42, 69, 70, 108, 124, 125
легких 14, 31, 37, 43, 56, 61, 64, 68, 71, 74, 76, 84, 92, 95, 118, 125
лимфатических желез 20, 53, 124, 125, 126, 128, 129

Заболевания почек 13, 21, 22, 27, 29, 30, 34, 53, 64, 69, 70, 72, 78, 79, 82, 88, 98, 102, 111, 127
Заболевания сердца 31, 34, 35, 36, 44, 60, 64, 76, 82, 95
Заикание 87
Запах изо рта 100
Запор 46, 50, 76, 91, 100, 101
Злокачественная язва 16, 23, 24, 29, 35, 37, 53, 54
Зоб 53, 54, 57, 101, 102
Зрение 13, 87
Зубная боль 65, 71, 91
Зубы, шатающиеся 81, 111
Зуд 11, 68, 70, 107
Изжога 29, 68
Икота 102
Инсульт 60, 80
Истерия 20, 44, 53
Истощение 65
Ишиас 20, 31, 32
Камнеобразование, камни 30, 34, 39, 53, 57, 58, 60, 69, 70, 102, 111
Катар бронхов 18, 37, 61
Катаракта 78, 91, 102, 103
Кашель 37, 38, 56, 61, 76
Кишечник (выпадение кишки) 48
Кишечник (непроходимость) 83
Кишечник (туберкулы) 14
Климакс 103
Кожа (заболевания) 18, 42, 53, 54, 76, 99, 105, 124
Кожа (высыпания) 29, 39, 56, 65, 70, 77, 91
Кожа (злокачественные болезни) 18, 24, 29, 51, 52, 56, 62, 78, 121, 124, 125, 127
Коклюш 56, 74
Колики 13, 34, 50, 71, 76, 88, 91, 102
Колит 24, 25
Костный мозг 68, 124
Костоеда 25, 46, 69, 70, 108
Кровавая рвота 69
Кроветворение 30, 31, 32, 68, 78, 93, 124
Кровоизлияния 20, 42, 78, 80
Кровоизлияние в сетчатку 87
Кровообращение 31, 42, 44, 48, 70, 79, 87, 88, 92, 104, 113
Кровоостанавливающее 44, 69, 70
Кровоподтеки 24, 37, 86, 87
Кровотечения:
геморроидальные 68
желудочные 42
из десен 81
кишечные 21, 44, 89
легочные 44, 68, 104
маточные 48
менструальные 47, 103, 104
носовые 44, 47, 70
послеродовые 45
почечные 48
Кровь (железо) 31
очищение крови 30, 46, 60, 76, 124
разжижение крови 46
Культя (боли) 42, 57, 111
Культя (открытая рана) 57
Лейкемия 6, 31, 78, 128
Лихорадка раневая 35
Лишай 25, 39, 105, 106, 108
Лунатизм 20
Малокровие 13, 31, 35, 53, 64, 93
Матка, выпадение 35, 49, 67, 99
Межпозвонковые диски 42, 71, 113
Менингит 87
Менструации 20, 35, 45, 47, 65, 75
Метеоризм 68, 81
Мигрень 60, 68
Миокардит 60
Мозг (костный) 68, 108, 124
Мозг (спинной) 81, 113
Мозоль 32, 57, 78, 88, 93
Мокрота 61, 74, 76
Мочевой пузырь 21, 26, 27, 28, 51, 60, 64, 66, 69, 76, 82, 111, 113, 117
Мочегонное 21, 34, 35, 39, 70, 73
Мочеиспускание 30, 69, 74, 76, 78, 82
Мочеполовые органы 50
Нагноения 36, 41, 53, 70, 84, 90
Нагноения почек 98
Нарушения речи 20, 87, 114
Насморк 66, 87, 116
Невралгические боли лица 104
Невралгия 66, 73
Неврозы 20, 65
Недержание мочи, ночное 67
Непроходимость кишечника 83
Нервозность 17, 65
Неуспеваемость у детей 107, 108
Нефрит 34, 82, 98
Ногтевое ложе 70, 98
Нос 25, 44
Обложенный язык 100
Обмен веществ 39, 44, 78
Обморожения 13, 44, 45, 46, 93
Обморок 92
Одышка 45, 50, 61, 74, 89, 118, 131
Ожоги 20, 24, 93, 99
Опухоли 14, 25, 29, 31, 33, 36, 42, 54, 69, 71, 84, 93, 100, 108, 123, 129, 130, 131
Опоясывающий лишай 108
Опьянение 94
Оспа 91, 92
Остеомиелит 25, 68, 69, 70, 108
Остеопороз 46
Отеки, отечность 34, 37, 51, 61, 62, 84, 109, 125, 126
Отложения жировые 34
Отслоение сетчатки 78, 87
Охлаждение 13, 98
Очищение от шлаков:
крови 18, 30, 46, 60, 76, 124
организма 32, 57, 75, 76
Память, провалы 18, 70, 76, 88, 91
Панариций 46, 109
Паралич 41, 42, 44, 53, 73, 74, 80, 82, 89, 92, 100, 109, 110, 112, 114, 130
Паратиф 24
Паркинсона, болезнь 29, 100
Парша 4
Педикулез, вшивость 46
Переломы 41, 42, 46, 62, 87
Песок в почках 30, 50, 69, 111
Печень 14, 18, 25, 26, 29, 31, 32, 39, 46, 50, 51, 52, 57, 64, 68, 71, 78, 81, 88, 89, 91, 105, 118, 128, 130, 131
Пигментные пятна 24, 99
Пиелит 70
Пищеварение 17, 39, 101
Плеврит 37, 42
Подагра 13, 16, 18, 31, 34, 39, 42, 50, 60, 69, 88

Полипы 71
Понос 15, 20, 24, 25, 50, 65, 76, 81, 83, 109
Порезы 20, 57, 84, 93
Послеампутационные боли 111
Пот 71, 80
Потогонное 39, 65
Поты ночные 108
Почки 21, 22, 50, 51, 53, 70, 76, 81, 82, 111, 130
Приливы крови к голове 44, 68
Проказа 73
Пролежни 51
Простатит 26, 27, 28
Прострел 20, 64
Простуда 31, 68, 87
Псориаз 105, 106
Пузырь:
желчный 14, 31, 39, 57, 61, 71, 78, 86, 88, 91, 102, 130
мочевой 21, 26, 27, 28, 51, 60, 64, 66, 69, 76, 82, 111, 113, 117
Радикулит 32
Рак 23, 24, 45, 52, 54, 70, 82, 89, 93, 123, 132
Раковые заболевания:
гортани 62
груди 5, 24
желудка 29, 122
кишечника 14, 68, 89
кожи 24, 78
легких 14, 68
молочной железы 45
мочевого пузыря 27, 28
печени 51
половых органов 28, 67, 121
языка 53
Раны 16, 18, 20, 24, 25, 36, 42, 47, 51, 57, 58, 61, 64, 69, 70, 76, 90, 93, 107, 124
Рассеянный склероз 36, 44, 70, 74, 76, 112, 113, 114
Растяжения 16, 24, 41, 74
Рахит 46
Рвота 69, 74, 102, 109, 111, 123
Ревматизм 18, 20, 31, 34, 39, 41, 50, 60, 64, 74, 76, 88, 102
Родимые пятна 88, 99
Роды 35, 53, 70, 73, 92
Рожа, воспаления 37, 92, 119
Рубцы 84, 93, 126
Сахарная болезнь 30, 36, 39, 44, 46, 88, 114, 115, 116
Свищи 24, 31, 32, 70, 71, 93, 116
Селезенка 14, 18, 31, 39, 53, 64, 128, 129, 130
Сенная лихорадка 31, 116
Сердце 35, 44, 60, 76, 95, 101, 102, 118
Синяки 93
Система:
кровообращения 44, 68
лимфатических желез 53
мочевыводящая 70, 82
нервная 60, 65, 92
сердечнососудистая 44, 104
Склероз 44, 70, 74, 76
Скрофулез 37, 46, 64, 76, 77, 82
Слабость 71, 81, 89, 92, 95
Слабые мышцы 36
Слезотечение 68, 117
Слизь 13, 17, 31, 65, 81, 102
Слух 66, 87, 89, 90, 110
Сон, нарушения 20, 59, 65, 76, 82,94, 117
Сосуды 18, 31, 44, 68, 76
Спазмы 24, 31, 51, 65, 68, 71, 73, 74, 76, 81, 91
Старческая почесуха 17
Стенокардия 68, 95
Струп, млечный 46
Струпья на голове 71, 124
Судороги 42, 44, 51, 52, 65, 92
Сухость в глазах 61, 63
Сухость в носу 63
Сухость во рту 63
Сфинктер 48, 90
Сыпь 65, 70, 77, 82, 91
Тахикардия 45
Температура 5, 9, 10, 14, 36, 63, 107, 126, 128, 131,132
Тиф 24, 44, 74, 83, 104
Тошнота 68, 74, 92, 102, 111
Травмы (суставов) 16
Травмы (головы) 87, 88
Травмы (позвоночника) 117
Тремор 81, 117
Тромбоз 58, 89
Туберкулез кожи 70
Туберкулез легких 37, 56, 71, 92
Угри 40, 46, 53, 118
Укусы 57, 58, 81, 86, 93
Успокаивающее 22, 60, 65
Усталость 32, 39, 66, 87, 106, 130
Ушибы 20, 42, 74
Ушные боли 38, 44, 78, 88, 91
Фантомные боли 111
Фимоз 118
Фронтит 84
Фурункулы 53
Холестерин 17
Холодные руки, ноги 13
Хрипота 37, 38, 61
Цирроз печени 50, 51, 52, 64, 131
Цистит, катаральный 34
Чесотка 25, 46
Чешуйчатый лишай 105, 106, 107
Чума 16, 83, 93
Шатающиеся зубы 81, 111
Шпоры 70
Шум в ушах 44, 78, 88, 91
Щитовидная железа 53, 118, 127
Экзема 17, 18, 30, 32, 56, 70, 78
Эмфизема легких 61, 74, 118
Эндартериит 31
Эпилепсия 16, 36, 43, 53, 92
Эризипелоид 37, 92, 119
Язва:
во рту 100
двенадцатиперстной кишки 15, 26
желудка 24, 42, 61, 107
кишечника 61
на деснах 81
на голени 64
на груди 24
на культе 57
раковая 23, 24, 53
трофическая 62
Язык 53, 54, 91, 100, 127
Яичко 50, 127
Яичники 67, 98, 121, 126